最後まで生きるために〈上〉

わたしの死 あなたの死

柳田邦男 編

青海社

まえがき——人生のよき最終章を創るために

人の人生というものは、どのような生涯を過ごした人であっても、一冊の長編小説に相当すると言えるほど変化に富んだ物語になっています。乳幼児期から、少年少女期、青春期、青年期、壮年期、初老期、高齢期に至る生涯においては、山あり谷あり、出口の見えない暗いトンネル内をさ迷う時期もあれば、輝く山頂に立つ時期もあるでしょう。

顕著なエピソードを中心にして、人生の節目ごとに、一つの章にまとめていくと、どんな人でも、一人の人間の生涯は20章か30章で構成された長編小説に匹敵する物語になっているのです。ただ人生の物語というものは、高齢になって振り返ると、そうなっていたと過去形でわかるものであって、はじめからコンテ（構成表）があってそう歩んだというものではありません。

しかし、病気が重くなったり高齢になったりして、人生の残りが短いとわかったとき、つまり人生の〝最終章〟に入ったとわかったときには、〝最終章〟くらいは過去形でなく同時進行形で自分で書く、言い換えるなら、創作するという心構えで生き抜くということは可能でしょう。そのためには、命や「生と死」についての学びが必要です。

今、時代は危機的な状況になっています。巨大地震・津波、全国で頻発する風水害、新型ウィルス感染症のパンデミック、そして戦争の危機。超高齢化社会に突入したがゆえのがんや認知症の増加、介護マンパワーの不足……。

このような時代状況だからこそ、1人ひとりが自分なりに最期まで生き抜いたと納得感をもってフィナーレの幕を降ろせるような心得を持つことが求められていると言えるでしょう。

人間の命には、「身体的（生物学的）な生命」と「精神性のいのち」の2つの領域があります。両者はそれぞれに独立したものではなく、重なる部分が少なくありません。特に人生の最終章になると、「精神性のいのち」の側面の重要性が大きくなります。心身両面での苦痛、内面での不安、迷い、悔い、恐怖などに襲われることが多くなるからです。

現代医学は身体的な疾患に対しては、大きな治療の成果をあげています。しかし、医療が科学的な思考や方法に支配され過ぎると、患者・家族の「精神性のいのち」への配慮が稀薄になる傾向が強くなってきます。そこで内面的な苦悩に対しては、心の専門家や家族や仲間などのサポートが必要となり、時には宗教家の支えが求められることもあります。

危機の時代の今、まさにそうした「癒しの文化」のニーズは高まっています。

高野山大学と高野山真言宗が広く医学・医療・心理学・哲学・宗教・文学の知識人に呼

びかけて、21世紀高野山医療フォーラムを2005年に立ち上げたのは、そうした時代状況の中で、様々な専門分野の交流によって、「癒しの文化」の進化をはかるのを目的とするものでした。そして、2016年までに東京、大阪、福岡で計11回のフォーラムを開催しました。

その講演の全記録は『「生と死」の21世紀宣言』（全8巻、青海社）にまとめられていますが、今回、それらの中から広く一般の人々がそれぞれの人生の最終章をどう生きるかを考えるうえで手に取りやすいような平易な語りの講話18編を選んで上下2巻の普及版として再構成しました。それがこの『最後まで生きるために（上）―わたしの死　あなたの死』『最後まで生きるために（下）―苦悩からの解放』の2冊です。

人生を見つめなおす書として、座右に置いて頂ければ幸いです。

2023年1月

21世紀高野山医療フォーラム理事長
ノンフィクション作家
柳田邦男

目次

1

「死なれる」という経験

鷲田 清一

「死ぬ」という言葉の受け身のかたちは欧米の言語にはないが、日本語では「死なれる」という言い方をする。特に自分にとって大切な意味を持っていた他者に「死なれる」経験は、自分自身の一部を失うことにほかならない。その喪失の経験の中から、もう一度他者を死者としてよみがえらせ、自分の生き方を考える、見直す、自分自身を離れたところから見るというプロセスは、自分自身への懐の深いかかわりを可能にする。

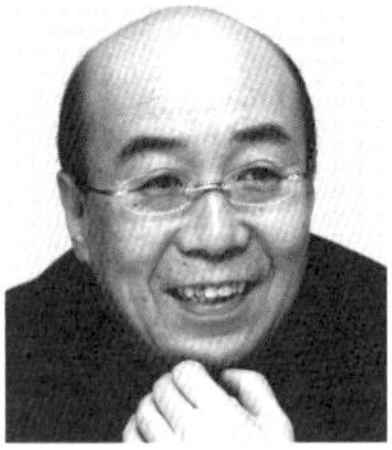

哲学者。専攻は臨床哲学・倫理学。せんだいメディアテーク館長、サントリー文化財団副理事長。元大阪大学総長、前京都市立芸術大学理事長・学長。主な著書に、『「聴く」ことの力』（ちくま学芸文庫）、『〈弱さ〉のちから』『だれのための仕事』『顔の現象学』（講談社学術文庫）、『「待つ」ということ』（角川選書）、『哲学の使い方』（岩波新書）、『つかふ—使用論ノート』（小学館）など多数。サントリー学芸賞、桑原武夫学芸賞、読売文学賞受賞。

奇妙な受動態の使い方

私はこれまで、特に14～15年にわたって、ケアの問題について、現場に行ってお話をうかがったり、あるいは自分自身でもいろいろ考えて、何冊かの本を書いてきました。ケアの原論というような本も2冊書いています。一つは『「聴く」ことの力』、一つは『「待つ」ということ』という本で、ケアの本質やコアにある問題とは、実は「聴くこと」、そして「待つこと」ではないかと考え続けてきました。

2冊目の『「待つ」ということ』を出版していただいた直後に、女性の方でしたが、ある編集者の方が「菊、松と来れば、次は、梅ですね」と言われました。それについてまったく考えていなかったものですから、聴く、待つ、と来ると「生め」かと。でも、その場では、不意を突かれてギャグで返すこともできなく、「生め、と言われても私は男ですから、それはちょっと無理です」と言って返したのを覚えています。

でも、何かもう少し格好いい切り返し方をしたかったと反省していまして、胸の内には、「生め」で何か書けないかと折りに触れて考えていました。あるとき、「生む」ということについては書けないけれども、「生まれる」ということについては書けるのではないか。男子も女子もみな、生まれてくるわけですから、出産は無理にしても誕生ということについては書けるのではと思いはじめ、反撃ののろしを上げかけたときにふと気づいたのが、「生まれる」という言葉自体の意味でした。

たとえば、何かを「散らす」という他動詞に対して、何かが「散る」という自動詞があります。あるいは、何かを「冷やす」という他動詞に対して、たとえば「体が冷える」という自動詞もあります。誕生にかかわることなら、もちろん先ほど言った赤ちゃんを「生む」という他動詞があります。また、今は使われませんが、かつて「散る」とか「冷える」と同じように、「生まる」という自動詞があったといわれています。

しかし、私たちの現代の口語では、「生まる」という言い方をしないで、「生まれる」という言い方をします。これは、「生まる」という言葉の語形の変化とも考えられますが、「産む」という言葉の受け身とも考えられます。つまり、「産む」に対して「産んでもらう」という意味で、「生まれる」という受け身のかたちであるとも解釈できるのです。その辺りが微妙なところなのですが、そういうところから日本語の受け身を考えていったときに、日本語の受け身はとても奇妙な使い方をするということに、はたと気づきました。

欧米言語にはない自動詞の受動態

欧米の言語では、受け身の受動態というのは、他動詞をひっくり返してつくるわけです。たとえば、誰かを「殴る」というと、誰かに「殴られる」です。「だます」だったら「だまされる」です。何か悪い例ばかりですが、そういうふうに他のものに働き掛ける他動詞があったら、その働き掛けを受けたものの側から言い換える、「○○される」というのが受け身のかたちになるのです。

自動詞に受け身というのはありません。たとえば、「泣く」とか、「走る」とか、「歩く」とかいう自動詞には受け身というかたちはないのです。しかし、日本語には、いわゆるヨーロッパの文法でいうところの自動詞に受け身のかたちが結構あるのです。

またあまりよくない例ですが、「泣く」という動詞には受け身はないはずです。何か働き掛けをする他動詞ではないですから、「泣く」という言葉には受け身のかたちがないはずなのに、日本語でよく使う言葉として「この間、あいつに泣かれて困った」という言い方があります。もっとよくない例かもしれませんが、「女房に逃げられた」があります。

それから、「雨に降られる」というのもあります。「雨が降る」に対して受け身はないはずなのに、「雨に降られた」などと言います。あるいは、「試験のときに、監督の先生にそばにいられて困った」のように、「いる」という言葉にも「いられる」という言い方があります。

そして最後に、「『死なれる』という経験」という題にしていますが、「死ぬ」に対して「死なれる」、たとえば「おやじに死なれた」という言い方もします。英語では「アイ・ワズ・ボーン（私は生まれた）」、つまり生んでもらったという受け身の言い方がありますが、「アイ・ワズ・ダイド・バイ・マイ・ファーザー（私は父に死なれた）」という表現はありません。でも、日本語の場合は、「おやじに死なれた」という言い方をするわけです。

自然の成り行き、迷惑の受け身

受け身について日本の文法学者はいろいろな解釈をしています。たとえば、文法学で有名な大野晋先生は、「自分が何かその事態には関与せずに、その事態が自然の成り行きで成就した、生まれた」と、そういう自然の成り行きで起こったことにこうした受け身を使うという解釈をされています。

「親に死なれた」というのは、私がどうこうしたところでどうなるものでもなく、命の成り行きとして父の死はあった、ということです。「女房に逃げられた」のも自然の成り行きで、私の側でなすすべもなく逃げていった、いなくなったという意味だというように解釈することになるでしょう。

もう少し突っ込んだ規定をしているのが、『象は鼻が長い』という本を書いている三上章さんです。三上さんは自動詞の受身形のことを、「迷惑の受け身」というように呼んでおられます。確かに、「雨に降られる」、「友達に泣かれる」、「女房に逃げられる」、「先生に試験のときにそばにいられる」など、みんな困ったこと、難儀なことですので、「迷惑の受け身」というように規定されているのです。そこで三上さんは、単に英語の受け身のように、自分以外のものから働き掛けを受けるということだけではなく、働き掛けを受けているその人、あるいはその生き物の側に身を寄せて今起こっていることを表現する形式なのだと言っています。

赤ちゃんと卵

出産直後の赤ちゃんを「生まれたての赤ちゃん」と言います。決して、「産みたての赤ちゃん」とは言いません。お母さんの立場になれば「産みたて」なのですが、湯気が出ているようで何かおかしいですね。

日本語で自然なのは「産んでもらった」という表現、つまり受け身です。「生まれた」、つまり「産んでもらった赤ちゃん」という1つの命の側に立って表現するから、受け身の表現になります。自分は「生んでもらった」、つまり受け身の存在ですから、「生まれたての赤ちゃん」というのです。

卵になるとどうでしょうか。「生まれたての卵」は何かおかしいです。やはりこれは、「産みたての卵」なのです。なぜかというと、赤ちゃんというのは、生まれたてでぎゃーぎゃー泣きわめくし、ばたばたするし、生き物である、命があるということがよくわかります。卵の場合には、ぽつんと落ちてきても石と変わらないというか、いわゆる命のない普通のもの、自然のものと変わらないわけですから、1つの命としてなかなか感情移入ができないのです。だから、卵の立場にならないで、つまり「生まれたての卵」とは言わないで、卵を生んだ命あるもの、母鶏の立場になって「産みたての卵」と言うのです。

では、ひよこの場合は、ちょこちょこ動いているので、みんなは「生まれたてのひよこ」と言うと思うのです。でも、それは間違いです。それでは、ひよこは「産みたてのひよこ」と言うべきでしょうか。これも間違いです。ひよこは、母鶏が産むものではありません。鶏が産むのは卵です。ひよこは産んでもらうのではありませんので、生まれたてのひよことも、産みたてのひよことも言わないということになります。それは冗談ですけれども。

要するに、日本語の受け身というのは、どうもその働き掛けを受けた、何かをされたそのものの側に立つのです。そして、それの気持ち、そちらの側からその事態を表現するという、どうもそういう独特の形式であって、三上さんは「迷惑の受け身」というように名づけました。

産んでもらった存在

この「生まれる」についても、私たちは受け身であるということを全然感じずに使っています。「私は大阪生まれである」とか、「私は戦後生まれである」とか、「生まれる」という受動的な表現を、まるで自動詞のように、自分がある日、突然この世に出現したというような意味で使っています。「生まれる」ということが本来、受け身の表現であるのを忘れてしまっています。かつて、これは「産んでもらう」、あるいは自分の存在というのは「産んでもらった」存在であるという含蓄が強くて、そして現代人というのは、どうもそのことを、もうきれいさっぱり忘れたかのような感じがします。

けれども、よく考えてみると、誕生はもちろんですけれども、人間は育ちます。赤ちゃんが小児、児童へと育っていく過程でも、実はずっと世話をしてもらわないと育たない。特に最初の1年間は、ものを食べさせてもらい、寝かせつけてもらい、体を洗ってもらい、場所を移動させてもらいというように、命の基本的な活動を全部してもらうという受け身です。

24時間要介護は、常にお年寄りとか、あるいは重度の障害のある方などについてばかり言われます。しかし私は、人間の一生で完璧な24時間要介護については、生まれたてからしばらくの赤ちゃんではないだろうかと思います。そういう意味では、人の一生は24時間要介護で始まり、24時間要介護で終わる。死ぬときも、われわれは棺桶の中に歩いて入るわけにはいきません。最終的には全部してもらうというかたちになりますから、長い短いは別にして24時間要介護で始まり、終わるといえます。

ケアはヒトとヒト以外の動物を分ける

人間とはいったい何ぞやという問いは、これまでの歴史の中で、古今東西を問わずいろいろいわれてきました。特に、ヨーロッパの人たちはこういう問い掛けを絶えずしてきて、みなさんもよくご存じの「ホモ・サピエンス（知恵のあるヒト）」、生き物という意味で片仮名でヒトと書きますが、知恵があるなしで人間と人間でないものの差を区別したりします。また、「ホモ・ルーデンス」という言い方で、ルールを持ったある遊びをできるかできないかでヒトとヒト以外の動物を区別したり、「ホモ・ロクエンス」といって、言葉を話すか話さないかでヒトとヒト人以外の動物を区別したり、「ホモ・ファーベル」は道具を使って働くということですが、道具使用をするかしないかで、人間と人間以外の生き物を区別するなどと、いろいろしてきました。そして、人間は24時間要介護で生が始まり、そして終わるというところから、他の存在をケアするかしないかを、人とそれ以外の動物の区別のひとつのメルクマールとできるのではないかとも私は考えています。

というのは、たとえば哺乳類だけで考えても、哺乳類なら親が子を育てる、そういうケアは必ずします。けれども、それは先に生まれたものがあとに生まれた幼いもの、か弱きものをケアするということなのですが、「あとに生まれたものが、先に生まれたものをケアする」というカルチャーは人間にしかないのです。これは、親しい動物学者の友人に何度も尋ねたことです。かすかに例外的なものを教えてもらったことがあります。でも、それはほとんど注意するに足りずということで、基本的には、あとに生まれたものが先に生まれたものを世話する習慣をもっているのは人間だけだと言ってよいというように友人も言っていました。何かそういうケアということ、つまり面倒をみるとか、世話をするということが、人間の文化の根本にあるような気がいたします。

他者の死、自己の死

「生まれる」が人生の最初であるとするならば、今度は「死ぬ」ほうです。人生の終わり、死ぬという出来事についても、やはり受け身の言い方があるということです。それが、「死なれる」という言い方なのです。先ほども言いましたように、「死ぬ」は自動詞であって、受け身のかたちは本来ないはずなのに、日本語では「死なれる」という言い方をします。こういう言葉遣いが意味するところをもう少し突っ込んで考えながら、他者の死、自己の死ということについてお話しさせていただきたいと思っています。

私は、まだ最後まで考えが詰められていないのですが、死というものの原形となるような経験というのは、自分が死ぬということではなく、他人に死なれるということではないのかと思っています。この問題は、実はなかなか難しいのですけれども、「自分の死というのは、経験の対象になり得ない」ということです。要するに、私が死ぬということは、いろいろな経験をする主体である私がいなくなるということです。だから、私が死ぬとき、その死を経験する私がいないのだから、私の死を経験するということは原理的に起こり得ないことだ、ということになります。つまり、私の死というのは、私がかつて見た他者の死を自分のケースに当てはめて、「ああ、こうなることか」というように想像して恐れているということであって、不安や恐怖の経験ではあっても、死の経験ではないといえそうです。

ところが、他人の死というのは、他者を喪失することとして、私たちはこれまでの人生で何度も経験してきています。それは、私たちは何度も経験してきたはずです。では、死ぬほうは自分の死のことで頭がいっぱいだと言うかもしれませんが、本当にそうでしょうか。たとえば親の、あるいは友人たちの死というものに私がまみえたときに、その人たちが一番気に掛けていたことは、自分の死ではなくて、むしろ死なれる人への思い、「自分が死んだら、あと、あいつはどうなるんだ」といった残される人への思いのほうがはるかに強かったような気がします。死なれる側への思いで胸が張り裂けそうになっている、ということがあったと思います。

この間、あるお医者さんとお話ししたときにふと話されたことがあります。エイズの患者さんのお世話をしていたその方は、エイズで亡くなっていかれる方が一番つらく思っているのは早すぎる自分の死ではないとおっしゃいました。エイズというかたちで自分の病が規定されたことによって周りの人との関係が失われていったこと、だんだんと自分にかかわっていく人が減っていくこと、そのこと自体が実は一番苦しいと言っていたということです。そのことも含めて、死に逝く人ですら自分の死ではなく、実は死なれる側への思いで胸が張り裂けそうになっているといえなくもないと思います。

葬送儀礼

では、「死なれる」というのは、いったいどういう事態なのでしょうか。それは、死なれる誰かというのは、いったい誰のことだということなのです。そのことを考えるときに私が参考にしたいのが、葬送の儀礼です。具体的にその葬送の儀礼の例からお話ししたいと思います。特に仏教の現在でも続いている儀礼を考えたときに、人は死して、遺体となって終わりではありません。必ず周りの者が看取り、見送り、弔いという葬送の一連の儀礼を行います。

自分の両親をそれぞれ亡くしたときに、私は初めて自分が主催して葬送のセレモニーをいくつか行いました。そのときに、私は関西の人間ですから、自宅で四十九日、百か日と、自分あるいは自分の家族で全部やりました。現代では遠隔の地から都会に出て、そこで家族と新しい生活をしている人が多くおられます。そうそう遠い故郷には帰れないということで、お通夜とお葬式と初七日と四十九日を1日か2日で全部済ませて、また家族のいる自分の家に帰るという方が多いらしいです。昔、青森県などでは、お通夜のあとにご遺体を焼き場へ連れて行くのは、1週間くらい間を置かれたそうです。その翌日とか、2日後に焼き場に行ったら、アゲダシというひどい言葉で、「ああ、あそこはアゲダシしよった」というような言い方をするらしくて、焼くにも時間をかけられたそうです。

要するに、私がした段取りですと、お通夜、夜とぎがあって、お葬式をして、三が日をしました。そして、初七日をして、二七日《ふたなのか》、三七日《みなのか》、四七日《よなのか》うんぬんとして、四十九日目に忌明けを迎えました。それから、百か日、一周忌、おおよそそういう段取りでずっとしました。

お逮夜は家でするので、葬儀に来ていただいた方を全部お呼びするわけにはいかず、毎回10人くらいのグループをお呼びします。初七日は、とりあえず身内の者だけでします。二七日は、たとえば父の場合でしたら、父が個人的に信頼を置いていた友人たちに集まってもらう、3週目は職場の人に集まってもらう、4週目は近所の人に集まってもらうなどというように、毎回テーマとゲストの顔触れを決めてお招きします。そして、故人のことをお話ししながら、お料理を召し上がっていただくということを7回繰り返すわけです。

最初の頃は、何を言っても故人の話になるとぼろぼろと泣いて泣いて、つい涙がばーっとこぼれてきます。そういうことが2週目も続きます。3週目くらいになると、亡くなった方の話だけではなしに最近の近況みたいなものもお話しするようになります。「こんな時にしか会えへんなあ。久しぶりやなあ」とか言いながら、「ちょっと、そんでどうしてるんや、最近」とかという話がちらりと出てきます。

4週、5週くらいになってくると、だんだん重心がそっちのほうにいきまして、第6週になったら、故人の話なんか出てこない。しかも、笑顔もどんどん出てくるというようになって、これではいけないということで、忌明けのきちっとした儀式をしていったん区切りをつける。そして、百か日を迎えお骨納めをすると、次のセレモニーは一周忌ということで、この百か日のことを「泣き納め」と言う場合もあるそうです。要するに、そういうプロセスを踏んでいくわけです。

「死なれた」を受容する手だて

なぜこのようなことを毎週毎週するのかというと、要するにあの人が亡くなった、もういないということを納得するのにどうしても時間がかかるということなのです。毎週、お逮夜のお参りをして、その席で亡くなった方、つまり死者についてみんなで語らうことで、自分がその人を失ったという経験を確認していく。もう戻ってこないということを確認していく。つまり、死なれた側がその人の死を納得し、受け入れるのにこれだけの時間がかかるということなのだろうと思います。

戦後60年以上経った今も、第二次大戦で命を落とされた方の遺骨、遺品の収集が行われています。そして、そのことについて多くの諸外国の人たちが、なぜ日本人はあんなことをするのだ、もう死んでいるのは間違いないはずなのにどうしてそこまで遺品、あるいは遺骨の収集にこだわるのかと不思議がるわけです。

この葬送の一連の儀式をしている者にとっては、そんなに違和感はありません。なぜなら、その人たちは、まだ自分がその亡くなった人を失った、その人がもはやこの世にいない死者であるということにまだ納得がいっていないからなのです。その人が没したことを心底受け入れるためには、何か確認する手だてがほしいということがあるのだろうと思います。

人の生き死にの二分法と三分法

私の友人で、内田隆三という東京大学の社会学の教授がいます。彼が人の生き死にの二分法と三分法について、うまく概念化して説明しています。近代医学、あるいは一般に近代医学を生み出した西洋の思想では、生きているか死んでいるかというのは、いつも二分法で考えられてきた。生きているか死んでいるか、人は生者か死者であるかどちらかである。あるいは、死者というよりも、生体か死体、つまり命のある体か、命の火が消えた単なる物としての体か、人間を考えるときにはその二分法で考えてきたというのです。

それに対してこの日本社会では、人の生き死には三分法で考えるという習慣をずっと続けてきました。それは何かというと、生きた体と、死体あるいは遺体と、そしてもうひとつが死者というカテゴリーなのだと彼は言うのです。生体、死体、死者、この3つのカテゴリーで考えてきたのだということです。

それはどういうことかというと、人は生き物として死んだあとに、今度は「死者として生まれる」という考え方です。何日も何日もお逮夜を繰り返して、たとえば、まず忌明けまでに7週間そういうセレモニーを続けるのは、その死体、その人の命がもはや消えたということを、とにかく1週ごとにより深く納得するためなのです。そして、6週目辺りで納得しきって、7週目にその人はもう死んだということをみんなが、特にその身内の人がそれを納得して、そしてその人が、今度は死者として生誕する。その節目の儀式として忌明けというものを考えるということなのです。

「ある」と「いる」の違い

「死者として生まれる」というのは、一見すごく抽象的で、死者はやはり死んでいるので、あり得ないと現代の常識では考えてしまいそうです。しかし、私は、ここで日本語の言葉遣いというものについてもう少し考え続けてみたいと思うのです。

遺体については、日本語で遺体がそこに「いる」というようには言いません。「遺体はある」、「死体はある」のです。でも、死者については、「死者はある」とは言わないで、「死者はいる」という言い方をします。まずここで、遺体と死者というものを、われわれはどうも直感的に区別しているのがその言葉遣いでわかります。

「遺体がある」、「死者がいる」、そもそもこの「ある」と「いる」の違いもなかなか難しくて、文法学者からも国語学者からも、これまでいろいろな説が出されてきました。命のあるもの、生き物には「いる」を使い、無生物には「ある」を使うとか。たとえ害を与えるものでも、命があればウイルスでも「いる」という。アブラムシでも「いる」、細菌でも「いる」。もちろん、人も「いる」し、犬も「いる」。それに対して、ものは全部「ある」で、そして人間にとってとても大事なもの、誇れるものであっても、命がないものは「ある」

にする。「お金がある」、「誇りがある」、「プライドがある」というように、やはりそれは「ある」を使うという説明の仕方です。しかし、これはあまりにも現代的な解釈という説もあります。たとえば、「妻子がある」という言い方もありますし、「昔、男ありけり」なんていう言い方もかつてしたということで、必ずしもこれだけでは説明しきれないという説が現在では普通です。

死者は、今ここに「いない」で、よそに行って「いる」

今、一番多く言われているのは、生物か無生物かといった存在している主体の区別ではなく、ものの在り方の区別だという説です。それは、具体的には時間の経過の中で、今はここにいるけれども、いずれまたどこかに行く。あるいは、かつてどこかにいたけれども、今はここに来ているというのを「いる」と言う。そして、時間の経過において、変わらずここにあり続けるものについては「ある」という言い方をするのだという、そういう説明が一般的になっているようです。

そういう視点からすると、死者というカテゴリーは、かつてはここにいたけれども、今はここにいないで、よそに行っている。この「いる」という言葉遣いの本来の使い方にかなり近いものとして描くことができるのではないだろうかと思います。

少し話がそれてしまいますが、私の年上の友人で女性の方なのですが、かつて出産のときに死産をされて、非常にかわいそうなことがありました。そのときに、お医者さんがふと反射的に漏らされたのが、「あ、死んでる」という言葉だったのです。そのとき、彼女はとっさに思い切り先生の白衣の袖をつかんで、「死んでるってどういうことや」と、ものすごく大きな声で抗議をしたのです。「死んでるってどういうことや。美智子さん〔皇太子妃〕にも言うのか」と。

そのときは、お医者さんもちょっと「うっ」と戸惑われて、そして看護師さんが間に入って、「先生お忙しいですから」と制止されました。しかし、彼女は、ぎゅっと握って意地でも放さなかった。何で手を放さなかったか、何に腹が立ったかというと、人の生き死にはもっとそれにふさわしい言葉があるだろうと、そう彼女は言いたかったのだということなのです。

だから、死ということ、あるいは死なれた人のケアを考えるときに、たとえばこの場合でしたら亡くなった赤ちゃんとその赤ちゃんに死なれた母親ですが、そういう人にその事態を伝えるのに、「死んでる」という表現はないだろうというのが彼女の言い方だったのです。

日本語の持つ大きな広がり

確かに、命ある生き物のその命が途絶えたという意味では、「死ぬ」、「死んでいる」という事態なのですが、人が死ぬというのはそれだけではない。やはり死というのはひとつのプロセスであって、命が途絶えるという意味での「死ぬ」だけではなく、その死を周りの人間がどういうふうに受け止めるか。そして、その受け止めの中で、その死した人がどういう存在として生まれ変わるのかということまで含めて考えるべきものなのではないかと彼女は直感的に思ったのではないか、と私は思います。

そういう意味では、日本語は本当にいろいろな参考になることがあります。たとえば、ケアをすることを「面倒をみる」と言ったりしますが、この「みる」という言葉も、決して looking とか seeing の「見」という「みる」だけではありません。具合を診る、診察するという意味での「診」、それから看護するときの「看」、そして看取りの「看」も看護の「看」です。そういう何か人の命をみるというときにも、面倒をみる、具合を診る、看取るなど、さまざまな「みる」があります。「みる」という1つの言葉の中にも大きな広がりがあり、さまざまな「みる」の対象として死はあるのであって、単に診断の「診」の対象としてのみ死というのはあるのではないのではないでしょうか。

また、関西というか、特に京都では、尊敬語をいろいろなものに拡張して使います。ほかの地域の人が聞くとちょっとぎょっとされるのですが、「今日、お父さんおられますか」とお客さんが来られたときに聞かれると、「今日、家にいはる」と、丁寧語あるいは尊敬語で言いますし、「お母さん、そう言ってはった」とか言います。あと、私が目撃してやはりそうかと思ったのは、ある小学生ぐらいの女の子が近所の人に会ったときのことです。自分の犬が彼女の後ろへ隠れると、「この犬、人見知りしはるねん」と言ったのです。犬にでもちゃんと敬語を使うという、何かいい言葉だなと私は思うのです。

「他人の他人」としての自分

では、「死して、死者として生まれる」ということが、なぜ大事なのかが最後の問題になります。なぜ、人は死者として生まれ直さないといけないのかということなのです。

誰かに死なれたそのことが痛かったり、つらいのは、もちろん自分が語らいの相手を失うということがあります。まず表面的にはそういうことなのですが、語らいの相手を失うとはどういうことなのかということです。

私たちは自分というものを考えるときに、私が私としてここにいるという確証を得られるのは、実はいわゆる自己意識によってではありません。デカルトが「我思う、故に我あり」と言ったように、自分が何かを意識するものとしてあるから、自分はここにいるのだ、という論法ではないのです。自分というものの存在がリアルに感じられるのは、少し回りくどい言い方をしますと、「他者の他者」としてなのです。つまり、誰か自分以外の人が自分を意識の宛先としてくれていること、そういう事態を感じたときに、私は「ああ、自分はここにいる」と感じることができるのです。

他人が自分を意識の宛先にしてくれているのはどういうことかというと、私を愛してくれているとか、あるいは私を恨んでいるでもいいのです。毛嫌いしているでもいいのです。または、私のことを心配してくれているでもいいのです。私を話し相手として求めている、働き手として求めている。何でもいいのです。要するに、自分の存在が他人にとってプラスであれ、マイナスであれ、何か意味を持っているということを確認できたときに、人は初めて、その他者の他者として自分がここにいるということに確信が持てるのです。

たとえば、いじめなどでも一番強烈なのは、無視されることです。いじめられることはものすごく苦しいですが、いじめに遭っている間というのはまだしも、もっとひどいいじめがある。それは、いじめすらしない。シカトするというそうですが、徹底した無視です。

私が風邪をひいたりして、病気でクラスを休み、1週間後に学校のクラスに戻ったときに誰も声を掛けてくれない。「どうしてたん?」というように誰も聞いてくれない。先生も聞いてくれないし、いつもどおりに授業が始まり、いつもどおりの休み時間があり、いつもどおりの放課後があって、そしていつもどおりに学校での1日が終わる。これほど強烈ないじめはありません。

つまり、それは、おまえがそこにいようといまいと、私たちの生活に何の関係もないと告げられること、突きつけられることです。自分はいてもいなくてもどうでもいい存在なんだという事実を突きつけられたとき、人は自分の存在について一番きついダメージを受けるのではないだろうかと思います。

人生にはいろいろな出会いがあって、そして他者との関係もいろいろ重心が移っていきます。この人の他者であることで自分は生きていられると思えるような相手方というのは、年齢とともに変わることも大いにあり得ることですが、でも常に誰かある他者の他者として、自分がここにいるということを確認し続ける中で、「ああ、自分はここにいていいんだ」と思えるわけです。これはすごく大事なことです。

プライドということを考えるときも同じことが言えます。何か自分の内部に自慢できること、人より秀でたこと、あるいはすごい業績、そういうものを内に発見できるとプライドを持てると考える人が多いですが、それは間違いだと私は思っています。そうではなくて、プライド、つまり自尊心、自分の存在を粗末にしない心を持ちうるのは、実は人にとことん大事にされることによってだろうと思っています。

そういう意味で大阪や京都の小学生は、幸せだろうなと思います。100年近く前に建てられたような校舎、立派な校舎、たとえば玄関が大理石であったり、階段の手すりに木で彫りがしてあったりとか、丁寧に大人がお金をかけて造った木造の小学校が、今もずいぶんたくさんあります。そういうところで育っていた子どもたちというのは、無意識の間に自分の中にプライドを持てたと思うのです。普通だったら、子どもだからすぐに傷を付けるにちがいないと安物にしたりするところを、逆です。子どもが、毎日の時間の大半をここで過ごすからいいものを造ってやりたいという、そういうかつての大人たちに大事にされた経験がここにはあるのです。こんなに大事にされるのだから、自分たちの命を、あるいは存在を、そうそう粗末にしてはいけないのだという感情を無意識の間に育んでいたのではないかと思うのです。

死者として自分の中によみがえらせる

このように私たちは、自分の存在というものを、ある他者の他者として確認します。そういう視点からみれば、他者の死、「死なれる」という経験、特に自分にとって大切な意味を持っていた他者に「死なれる」という経験は、自分が語らいの相手を、あるいは自分を認めてくれる、自分の存在を可能にしてくれる他者、自分に存在を贈ってくれる他者を失う、つまり自分自身の一部を失うということにほかならないのです。

では、亡くなった方が死者として生まれ変わらなければならないというのは、どういうことでしょうか。それは、大切な人の喪失の経験を、私と語らってくれる相手、つまりは死者としてその人の存在を確認し直すということが、自分自身を支えるからだと言っていいように思います。つまり、自分の中に他者を持つというのは、自分がものを考えるときに自分とは違う声を発してくれるもの、そのことで自分の凝り固まった気持ちをもっと違う場所へと移動させてくれる人という意味です。

たしかに、絶対に取り戻せない、そういう絶対的な隔たりの中に死者はいます。

そして、そういう死者との語らいの中で、その死者の言葉に応じることで、自分自身をこれまでとは違ったふうに見るということも起こってきます。そういう意味では、文学や思想についての本を読むということと、誰かに死なれ、その死なれた人と語らうこととは、実は底を通じた経験だと思います。自分がものを考えるときに、あの思想家のあの言葉がいつもよみがえって、その書き物との関係の中でもっと自分の考えを深めていく、広げていくということです。

今日、最初に私は、ケアをする動物という定義が人間には付け加えられるべきだろうと言いましたが、今はその言葉をさらに言い換えて、人はたがいに存在を贈り合う生き物であるというふうに言ってみたいと思っています。

2

命の不思議

河合 隼雄

医学の基礎である近代科学は、考える自分と観察の対象（たとえ人間であっても）との関係を断ち切り、客観的にみるところから出発している。逆に相互の関係の中で考える知恵は、物語によって語ることでしか生まれない。いわゆる「神話の知」である。神話や宗教が容易ではない現代、生と死について科学の知と神話の知を統合する試みが大きな課題となっている。

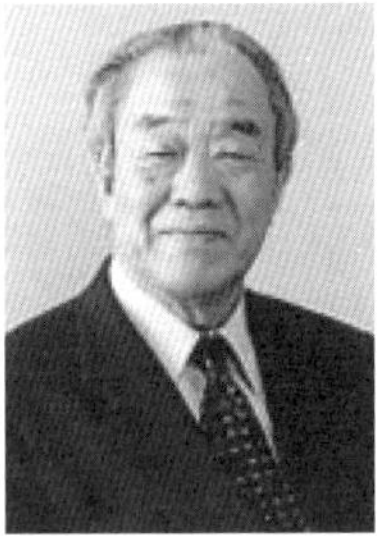

１９５２年、京都大学理学部数学科卒業。１９６７年、教育学博士号取得。１９６９年、天理大学教授。１９７５年、京都大学教育学部教授。１９８０年、京都大学教育学部長。１９９０年、国際日本文化研究センター教授兼任。２００２年、16代目文化庁長官。

１９６２年から１９６５年までスイスに渡り、ユング研究所で日本人として初めてユング派分析家の資格を得て、ユング心理学を日本に紹介した。以来、日本におけるユング心理学の第一人者である。２００２年より文化庁長官。民間人（非官僚）の起用は史上３人目。二年の任期が終了したのちも文化庁の知名度向上などに貢献した手腕を買われ、さらに数年延長して任期を務めた。２００７年、逝去。

長寿になって幸福か

この会に招かれまして、21世紀を冠するのにふさわしい画期的なフォーラムではないかと思いました。「生と死」ということを共に考える、しかもそこには医学関係の方はもちろん、宗教学に関係する方もおられ、看護学に関係する方も、私のように臨床心理学に関係する者もいます。このような多彩な方々が参集してこの問題を考えていくわけです。「生と死」を共に考える——このことはおそらく今世紀において非常に大事な問題になるのではないかと私は常々思っております。だからこそ、会場にこれだけたくさんの方が来られたのではないか。北海道から鹿児島まで日本全国から来ておられるそうですが、ある意味で当然のことだと思います。

さて、「生老病死」と書くと、真ん中に出てくるのは、今まであれば仏様ではなかったかと思います。これを言われたのがお釈迦さんですからそうなっていたのでしょう。ところが、お釈迦さんではなく、医療が真ん中にくるようになりました。医療の前に医学のことに触れたいのですが、医学はものすごく進みました。今ではわれわれが命のことを考える時に、医学抜きには考えられないわけです。やはり病気になったら、病院に行って治してもらうのが当たり前です。実際、私が子どもの頃であれば不治の病と思われた病気が、今は医学の進歩のおかげで治るようになりました。ご存知のように、平均寿命は急激に伸びました。私が子どもの頃は、人生50年といわれていましたし、その前に人生25年という時代さえありました。それは戦争中です。そんな時代を経て私も50年のつもりでやってきましたが、なかなかお迎えが来ないので未だに生きています。これは考えたら難しいことですね。

たとえば、私が町内の運動会に出まして、「河合さん、すみませんが500メートル走ってください」と言われ、必死になって500メートルを走った。ゴールのテープが見えてきて、さあこれから切るという時に、するするっとテープがなくなって、「あと300メートル走っていただけませんか。最近は800メートルに変わったんです」なんて言われるような話ですね。誰でも困ってしまうと思います。初めから800メートルと聞いていたらゆっくり走っているところを、「500メートルだ」と思うから死に物狂いになって走っていて、急に「800メートル」と言われたら後の300メートルはふらふらになってしまうのではないでしょうか。

同じような心境になられている方も大勢いらっしゃるのではないでしょうか。だから長寿になったからといって、そう喜んでばかりはいられないと思います。長寿になったから人間全体が昔より幸福になったかといいますと、簡単にはそうともいえないでしょう。私が子どもの頃は、「親孝行したい頃には親はなし」とよく親に言われました。物事がよく分かるようになって「親に孝行したいなあ」と思う頃には親は死んでいない、だから後でしようと思わずに今やらないといけないという教えですが、うまいことを言います。こういう言葉で、早くから親孝行しないといけないということを教えられましたが、今の若い人に聞くと、あるいは若くなくても60代の人でも全然違うことを言います。「親孝行したくないのに親がいる」なんていうことです。これも長寿のおかげです。老々介護などという言葉も出てきました。

そういう人生を生きて、そして死んでいく――これをどう考えるか。こういうことについて医療は取り組んでいるけれども、やっぱり高野山というところがこの問題を取り上げたことに、このフォーラムの画期的なところがある。つまり、宗教がこういう問題にどのように関わってくるかということになると思います。

科学とは何か

医学が進んで、どんどん人間の命が延びたということを言いました。私は、このフォーラムのタイトルを「21世紀高野山医療フォーラム」と、「医学」ではなく「医療」と書いてあることに非常に深い意味を感じています。現代の医療というのはだいたい（この頃は東洋医学なども入ってきているため「だいたい」と表現しますが）、一般に大学で習っている近代医学というのが根本になっています。近代の医学は近代科学ということが根本になっています。人間の身体を科学的に研究して、病気のことを研究する――このことによって大きく進歩したわけです。

ここで大事なことは、近代科学というものの根本を考えたのはヨーロッパの人であり、世界の中でヨーロッパだけに起こってきたことには宗教が関係していると思っています。近代科学の根本は、「私がこれを科学するために私と現象とは関係がない」という、自分と対象とはまったく関係のない形でこれを研究するというものです。たとえば、ここに時計があります。近代科学では、この時計を自分と関係のないものとして重さを測ったり、形を見たりするわけです。

ところが、関係があると変わってきます。

たとえば、私が時計を見せて、「これ、なかなかいいでしょう」などと言いますと、「いいなあ」と思う人もいれば、「えらい安物を持っているなあ」と思う人もいると思います。それから、「あんなの、色が悪いじゃないか」と思う人もいたりいろいろです。ところが重さはいくらかというと、文句の言いようがないのです。私がちゃんと測った場合に、「いや、それはいろいろですよ、インドで測ったらもっと重くなるんじゃないですか」とか、「ネパールに行ったら軽くなりますよ」とか、そういうふうにはいかない。それはなぜかというと、私と関係のないところで客観的に測っているからです。

このように考えて、人間というものを関係のないことにして、しかも心と身体ということも関係のないようにして、人体を研究すると医学がどんどん発達してきたわけです。そのおかげでずいぶん発達してきたのです。このことが現代医学の根本になっているということを、われわれは忘れてはならないと思います。

医学だけでなく、科学が発達したことで今まで不可能と思われていたことがたくさんできるようになりました。人間が月に行って帰ってくるのですから。私が子どもの頃は、飛行機に自分が乗るとさえ思ってもいませんでしたし、飛行機というのは見るものだと思っていたくらいです。私は丹波の篠山という田舎の生まれですが、めったに飛行機が来ることなんてありませんでした。飛行機が来たら、「ちょっと君たちも見たいだろうから授業をやめて一緒に見よう」なんて先生が言われました。実は、先生がいちばん見たかったのではないかと思います。下からながめるものが飛行機で、自分があれに乗るとは思っていなかったものです。今ではもう、会場の皆さんの中で飛行機に乗ったことのない人がいないのではないかというような状況ではないでしょうか。

そこまで科学によってできることがどんどん広がってきましたが、反対にたとえば「祈ったらうまくいく」とか、「お守りをもらってきたらうまくいく」というように教わってきたことがあまりうまくいかない。結果として、「科学は信用できる」というところから、「もう科学の知識があれば全部いいんじゃないか」と思う人が増えてきたわけです。ところが、なかなかそう簡単にはいかない。なぜ簡単にはいかないかというと、人間というのは、命あるものというのは、そう簡単にはいかないんです。

ある物を研究する時には、物の重さを量ったり衝突させたりして実験をしていますが、命のあるものが相手になってくるとそこは簡単にはいきません。その1つの例として、私がよく挙げるお話をしたいと思います。

私はいろいろな人の悩みの相談を受けています。最近は学校に行かない人がたくさんいます。3～4年間も学校に行っていないという高校生がいました。私が京都大学の教授をしていた時に、そのお父さんが私のところを訪ねられて、入ってくるなり「先生は京大教授でしょう」と言うのです。「そうです」と言ったら、「考えてください先生、ここまで科学が進歩してちゃんと科学的にやれば人間は月に行って帰って来るんです。上手にボタンを順番に押したら月に行って帰って来るんです。それだけ科学は発展しているのに、うちの息子を学校に行かせるボタンはないんですか」と言われました。

これは面白いですね。科学で何でもできるという。「月まで行っているのに、うちの息子を学校へ行かせられないで、よく京大の教授をしているな」ということを言いたかったのだと思います。だから私も負けていられませんので、「そんなことすぐできますよ」と言いました。すると、非常に喜ばれ「どうしますか」と言われるので、「今晩息子さんが寝ている間に簀巻きにしておいてください。僕は朝行って担いで行って学校に放り込むから、これでもう登校していますよ」と言いました。

すると、「それは困るんです」と言われます。「うちの子が行ってくれないと困る」と言われました。つまり、「うちの子が行ってくれないと困る」と言った途端に科学的方法はなくなってしまうんです。なぜかといいますと、ここに「うちの子」と「お父さん」との関係ができているからです。関係のないものをどう操作したらうまくいくかというのは、これは科学の得意分野ですが、子どもと関係ができてきて、しかも子どもの意思で行ってもらわなければうまくいかない。ここのところを間違う人がいます。

科学が大事であるということは確かですが、忘れてはならないのが、科学ですべてが分かるわけではないということです。これを間違える人がいます。たとえば今、ＩＴ革命といいまして、いろいろなことがコンピュータで分かるようになりました。コンピュータもどんどん小さく、おそらく腕時計くらいになってきまして、道を歩きながらチャッチャッと押せばロサンゼルスは今雨が降っているとか、パリは今ちょっと晴れているけど曇りがちだということが、全部分かります。これがあれば、もう世界中の天気が全部分かると言う人がいます。私は「そんなことはないですよ。あなたは全部分かったと思って家に帰ったら、奥さんが低気圧になっているのが分かっていますか」と聞いてあげます。これはどれだけ機械でやってみても、絶対に分からない。つまり、命あるものと関係ができたら、急に話が変わるということです。

科学の知と神話の知

その根本的なものの１つが死ぬということです。これも私がよく例に挙げる話ですが、自分の目の前で恋人が交通事故で死ぬなどのたいへんな経験をして、気分が沈んでどうしようもなく抑うつ症になって、何もする気がなくなったという方が私のところに相談に来られたとします。「なんであの人が死んだんでしょう」と言われます。科学の答えは簡単です。「出血多量です」。そんなこと言ってもどうにもならないでしょう。その人は何が言いたいのかというと、「私の恋人はなぜ目の前で死ぬのか。となりの根性の悪いおっさんがなんで長生きするのか」と、それが知りたいわけですね。

このあたりを柳田邦男さんは非常にうまく言っておられます。「一人称の死」、「二人称の死」、「三人称の死」というものです。すなわち、人間というものは必ず死ぬ、どう死ぬか、人間はなぜ死ぬかといわれて、それは出血多量であるなどということは言えます。これが「三人称の死」の捉え方です。しかし、あなたと亡くなられた方の関係が、私の恋人、私のお父さん、私の妹など「二人称の死」の話になると、これは自然科学ではなくなってきます。ましてや「一人称の死」となりますと、私の死などという問題は、科学的には死に至らしめることはできますが、私の死は何を意味しているのか、死ぬということはどういうことなのか、死んでからどうなるのか、こういうことは自然科学では答えられない。

ただ近代医学では答えられませんが、医療の中にはちゃんとあります。亡くなられる方の中には病院で死んでいかれる方もいる。それだけではなく、医学は発達していますから、たとえば、「あなたはもう2カ月の命です」とか、「あと1カ月くらいでどうしても死ぬんじゃないですか」など、診断が分かっている方に対しては、医学ではっきりしています。医学では、もう答えが出ているわけです。

ところが、医療となると、今度はそういう人にどう会うのかということが問題になってきます。看護師さんがどういうふうにその人に世話をしてあげたらいいのか、どう話をしたらいいのか、という問題になってくると、これは近代医学ではないでしょう。それは関係があるところでの答えであり、関係のないところの答えと違うのです。

このあたりを、哲学者の中村雄二郎さんという方は面白い言い方をしています。関係の中で考えた知恵を「神話の知」、「神話で語る」のだと言っています。逆に、関係をきっぱり切って考えるのが「科学の知」であると言っています。そして、科学の知と神話の知と、この両方をもっていないと人間は生きていけないのではないかと書いておられるのです。そうすると、私が死んでどうなるか、科学の知は簡単です。「死ぬと腐敗します」とか、「骨の方が後に残ります」とか、「焼けばこうなります」とかいろいろ教えてもらえますが、そんなことが知りたいわけではないのです。

行き先が分からない現代

これも私はよく挙げるのですが、民俗学者の柳田國男さんが「先祖の話」というのを書いています。柳田國男さんの近所に、大工さんか何かで非常に気持ちのいい高齢者の方がおられた。その人に会って「おはようございます」と言うだけでも心が休まるという、そういう人がおられたそうです。逆に会うだけで嫌になる人もおりますが、それは置いておきましょう。あまり気持ちがいいので、柳田さんがとうとう、「何にも知らずに申し訳ないけれど、あなたは本当に安定して落ち着いておられて、会うだけで心が休まる気持ちがするが、どうしてですか」と尋ねられたら、その人が「そりゃ私は安心しています。私は死んでから行くところがちゃんと分かっているからです」と言われたそうです。死んでからどこに行くのかというと、その人は「私は、死んだらご先祖になるのです。ご先祖というものになって、子孫がずっと奉ってくれて、ここにちゃんと安定しておれるから、自分の行き先がちゃんと分かっているから安心している」と言われたそうです。

そう考えますと、今は行く先不明の方が多いと思いませんか。

これは私の好きなユングという人の言葉ですが、「現代人は、何でこれだけ物があってこれだけ便利な生活をしているのに、なぜいらいら、せかせかしているのか。それは行く先が分からないからだ」ということを言っています。皆さんも今比較的に落ち着いておられるのは、行く先が分かっているからではないでしょうか。家に帰るとか、今日はどこどこに行くとかいろいろあると思います。どこも行くところがない人は、「どうしよう」と思っていらいらしていると思います。

考えてみれば、人間は皆死ぬわけです。生と死のことについて多くの著書のあるドイツ人のデーケン先生という方がおられます。デーケン先生はこういう講演会の時にいつも言われます。「皆さん、厚生労働省の統計によれば最近の日本人の死亡率は１００％です」と。聞かれた方はものすごくびっくりされますが、当たり前の話です。皆死ぬのですから。私だって言えます。「ここにおられる方の死亡率は１００％」と。これは絶対、間違いないです。皆死ぬのです。ユングは言っています、「皆死ぬのに行き先を知らなさすぎる」と。旅行をする時に行き先知らずで行く人はいますか。そんな人はいないでしょう。パリに行くとなれば、どこに何があるかとか調べるのではないでしょうか。調べるからみんな安心していられる。

皆さんは旅をしているようなものです。人生といっても、死への旅といってもいいと思いますが、その終着駅のことを何も知らずに生きていて安心していられるでしょうか。死んでからどうなるということはまさに神話の知です。私という人間がこの世との関係で死んでどういう関係をもつのかということに対して、古来よりどんな民族であれ、皆宗教というものをもっている。それが答えを言ってくれるわけです。

「死んで、待っていたら最後の審判というものがあって、そこで善行を積んだ人は天国へ行くし、悪い人は地獄へ行く」と考えている人もいるかもしれません。あるいは「輪廻転生で生まれ変わるのだ」と教えられて信じている人もいます。「なるべくゴキブリには生まれ変わりたくないので、次にまた人間に生まれ変わるためにはどうしたらいいか」ということを考えている人もいるかもしれません。このようにいろいろな宗教があって、中にはピラミッドのようなものを造っている民族がいます。エジプトのピラミッドは何の役にも立っていないと思いませんか。あのピラミッドの上から何かを観察していたとか、あれを滑り台にして遊んでいたという話も聞いたことがありません。何のために造っていたかというと、あれで王様が再生する、生まれ変わるためだそうです。それも同じように人間に生まれ変わることを信じて、その時代の人は皆生きていたわけです。

医学と宗教―科学の知と神話の知の統合へ

現代においてわれわれが困るのは、神話の知である「死んでからどこへ行くのか」を自分の力で考えなければならないということです。その時に、これまであった宗教を簡単には信じられないでしょう。ぱっと聞いて「私はこれにします」とか、「今日は高野山に行ったから明日から真言宗で」というわけにはいかないでしょう。そういうものすごく大きな問題を抱えながら、医療ということがあるのです。

しかし、そうかといってそればかり考えていたのでは実際に困ります。今日は医学の先生方もたくさん来ておられ、実際には何の難しいことを言わなくても、病気からちゃんと助かっていく人もいるわけです。それはそれで近代医学でできるかぎりのことはしないといけません。近代医学の知恵というものは絶対に大事ですが、ここまで広げてきたらそれがどのように宗教とつながってくるのかということがたいへんな問題です。そしてともすると、今までは、医学の方はなんとかして命を助けようとするけれども、死んだ後のことまでは分からない。

たとえば、交通事故で死んだ人が病院に来ると、医師は「これはもう死んでいますねえ」と言うだけで、ここからどこへ行くか考えましょうとは絶対考えられません。逆に、宗教家の方には、生きている間のことをあまり考えずに死んでから後のことだけを考えておられる方もいらっしゃいます。そうではなくて、宗教家も生きていることから死へつながるように考え、医学者の人も生きていることもやっているが、死にもつながるような形で取り組もうではないか。その中に医師もいれば、看護師の方とかわれわれのような臨床心理をやっている者とか、あるいは宗教家の方とか、全部集まって生と死のつながり方、どうつながるのか、どうなるのかということを考えようではないかというのが、このフォーラムの趣旨です。

そして、このことは21世紀にとって非常に大事なことだと思います。もう一言付け加えると、私は天国に行くとか、ご先祖になるとか、生まれ変わるとかいろいろ言いました。これは近代科学ではどうしようもないことですが、そうはいっても私の脳の中でそういうことが起こって、皆さんの脳の中でいろいろなイメージができて、「私は必ず天国に行く」、「私はご先祖になるのだ」と信じている人がいるわけです。イメージというか、こういうものが人間にとってすごく大事なのです。

脳科学者である茂木健一郎さんは、「近代科学的な手法で脳の研究をしているかぎり、イメージの問題については研究できない」ということを言われています。茂木さんは最近、『脳と仮想』という非常に面白い本を出されました。彼がどういうことを言っているかといいますと、近代科学は絶対大事だけれども、近代科学的な研究とそうでないイマジネーション——あるいは中村雄二郎さんが言っておられる神話の知と言ってもいいかもしれませんが——この両方を考えるすごいシステムというものをこれから人間は考えなければならないと。

しかし、おそらくこれを本当にできる人はニュートンどころではない大天才だろうと書いておられます。われわれとしては、そこまで一挙に行かないまでも、そういうことを狙って考えていくのが21世紀であり、そのためにわれわれが手を組んで努力しようということがこのフォーラムではないかというように思います。これはおそらく今日が始まりでして、今日ここで答えが出るというものではないと思いますが、この始まりを生かしてこれから皆でがんばって続けていきましょう。

3

妻を看取る日

垣添　忠生

若いころから膠原病や、肺の腺がん、甲状腺がんを患ってきた妻は、２００６年春に右肺に新たな小さな影が見つかり、肺がんと診断された。一時は放射線治療などで治癒を期待したが、多発性転移で翌年12月31日、自宅にて死去した。「病院では死にたくない」という妻の希望を汲んで、４日間ではあったが１人で取り組んだ在宅医療から学んだこと、そして妻亡き後の悲嘆との向き合い方、在宅医療体制のあり方などについて考える。

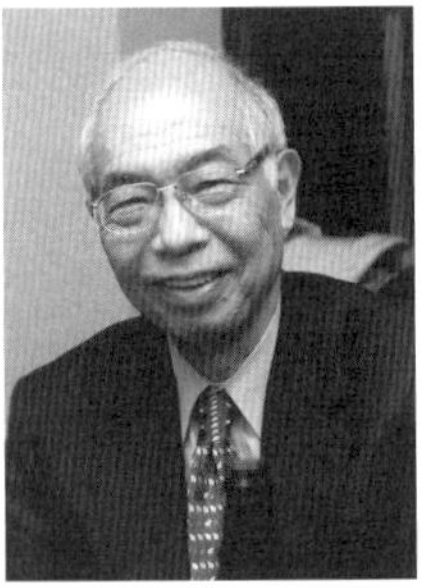

日本対がん協会会長。１９４１年大阪府生まれ。東京大学医学部医学科卒業。東京大学医学部泌尿器科助手、国立がんセンター手術部長、病院長、中央病院長などを経て、２００２年から２００７年まで総長。２００７年４月国立がんセンター名誉総長、日本対がん協会会長に就任。国立がんセンター田宮賞、高松宮妃癌研究基金学術賞、日本医師会医学賞などを受賞、並びに瑞宝重光章などを受章。著書として『患者さんと家族のための がんの最新医療』（岩波書店）、『妻を看取る日』（新潮社）、『がんと人生』（中央公論社）など。

妻の病歴と闘病

「妻を看取る日」ということで、3つの話題をお話しします。

まず、妻の病歴です。私の妻は、これまでにたくさん病気をしています。若いころに膠原病（SLE）という病気になって、副腎皮質ホルモン（ステロイド）をずっと服薬していました。最近は2日に5㎎くらいでしたから、ずいぶん減ってきましたけれども、それでも時々熱を出したり、いろいろなことがありました。

肺がんには、扁平上皮《へんぺい》がん、腺がん、小細胞がん、大細胞がんの4種類があるのですが、以前にその腺がんになり、手術で治っています。それから、声がかすれてきて調べたら甲状腺がんで、手術をしました。リンパ節郭清を実施した、その外側にまた転移が出てきました。再度手術して、結局、がんで3回手術をしています。

そうした肺の腺がんと、甲状腺がんの経験があり、そのあとの経過観察で時々、肺のレントゲン写真を撮ったり、CTを撮ったりして様子をみていたら、2006年の3月に右の肺に4ミリほどの小さい影が出てきました。あまり影が小さくて確定診断ができないということで、経過を観察することになりました。そして、何カ月かおいてまた検査をしたのですが、2006年の9月になると、右肺のその小さい影が約6ミリくらいに大きくなって、若干、形が変わったように思いました。

これは肺がんにまず間違いがないけれど、組織検査をしてうまく採れなかった場合のことなどいろいろなことを考えて、そのまま治療することになりました。小さい病巣ですが、右肺の下葉、肺の一番大きな面積を占めるその真ん中にできていました。下葉切除をすると、かなりの呼吸困難が起きる可能性があるということでしたので、千葉県柏市の国立がんセンター（現 国立がん研究センター）東病院で陽子線治療をしました。病巣に放射線を集中させる特殊な治療を行うと、きれいにがんの部分は消えたのです。妻はもちろんのこと、私も大変喜びました。

その半年後の2007年の3月、気管と血管が走っている右の肺門部（肺の入り口）に転移性のリンパ節がCTで1個見つかりました。あんなに小さい病巣で、しかも陽子線治療で完全に消えた病巣が転移を起こしているとすると、これは小細胞がんが最も疑わしいという診断でした。それを確定しないと、その後の抗がん剤治療をするのが難しいということでした。CTでガイドしながら細い針を刺してリンパ節から組織を採ってみたら、やはり小細胞がんでした。

治癒の期待が一転、多発性転移に

そこで、シスプラチンとエトポシドという2種類の抗がん剤を組み合わせて、月に一度ずつ、そのときだけ数日入院し、あとは外来で診るということで、計4回化学療法を行いました。最後に、右の肺門部のリンパ腺に放射線治療をしました。これで完全に治っただろうと私は期待していました。妻もそれを確信して、がんの転移が出たとはいっても、1つなのだから治ると信じて前向きに闘ってきたわけです。

2007年の9月、治ったことを確認するつもりでMRIとPET検査をしたところ、予期に反して多発性の転移がみられ、それも脳や肺のほかの部分、肝臓、骨、副腎などにも転移していました。その報告を聞いた途端に、私もそれから妻も「もう駄目だ」と思いました。

がんが全身に広がっているので、抗がん剤の治療しかないわけですが、今までの薬と変えなくてはいけないということで、最初はイリノテカンという薬を使いました。1回目に静脈注射をしたときには、腫瘍マーカーもかなり下がっていろいろな所見がよくなっていたので、私どもも担当医も大変喜んだわけです。しかし、2回目以降は脱毛、腹痛、下痢などの副作用ばかりでまったく効果は見られず、後半はアムルビシンという新しい薬を投与しました。これはまったく効果はなく、口内炎、食道炎など激しい副作用のみが出現しました。

私は、2007年3月31日で国立がんセンターの総長を退任し、妻とゆっくりしようと思っていたその矢先にシビアな状態になったのです。妻は、2007年の10月から12月にかけて、全身に多発性の転移が起きたことを確認したときから、そのイリノテカンあるいはアムルビシンという抗がん剤治療を受けました。そして、ほとんど泣き言を言わなかった妻ですが、一度だけ「私がこんなにつらい抗がん剤の治療を受けているのは、あなたのためよ」と言っていました。つまり、私の社会的な立場を考えて、何も治療しないで病院に入院しているわけにはいかないと考えたのだと思います。かわいそうなことをしたと、あとで思うところがあります。

2007年12月28日から2008年1月6日まで、年末年始で病院が休みになりますので、外泊届をしてうちに帰りました。それ以前に、妻は多発性転移であることを聞いたときから、自分は確実に死ぬということを自覚していました。そして、「病院では死にたくない、家で死にたい」「自分が死んでもお葬式はしないでほしい」という2つについて入院中に繰り返し話していました。とにかく、一応形式としては外泊届をして2007年12月28

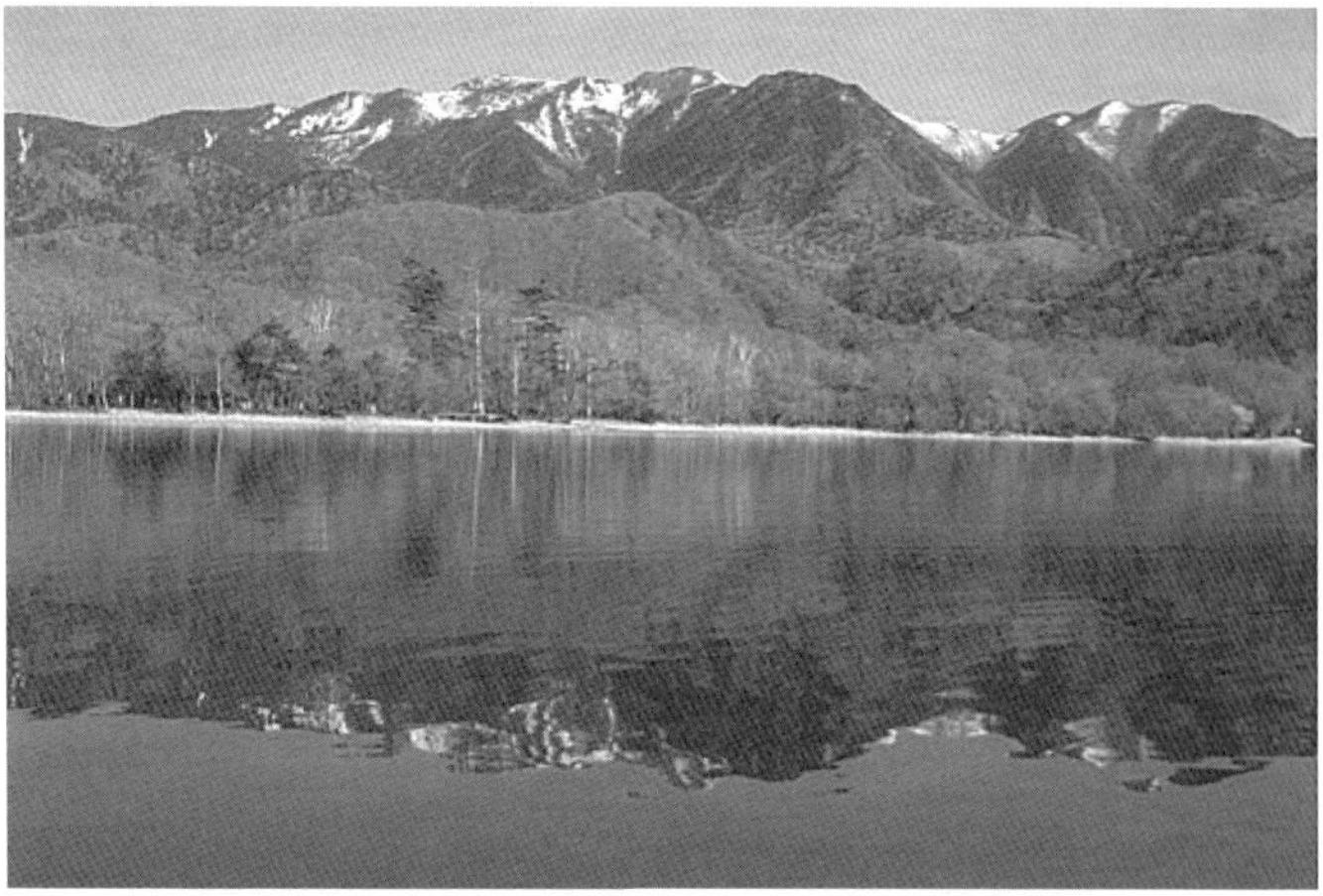

図１　中禅寺湖から見た奥白根の山々

日に家に帰ったのです。

これが私の妻の病歴です。若いころからいろいろな病気をしていました。がんも2種類経験してきまして、3番目のがんをどうしても助けることができなかったということなのです。

妻との思い出の地、奥日光の早春

重い話ですので、話題の転換点に、奥日光の美しいスライドを御覧いただいて、気分をかえていただきたいと思います。

私と妻は、30年近くしばしば奥日光に通っていました。写真は、中禅寺湖越しの奥白根山塊で、ちょうど5月です（**図1**）。標高が1200ｍくらいですから、5月の初めでも、時には雪をかぶった山があります。そこから吹いてくる風はとても冷たいのですが、早朝、カヌーに乗って対岸に行くと、こういう景色がよく見えます。

男体山も雪をかぶり、風が吹いてくると非常に冷たいです。その代わり、朝5時くらいから、時には氷を割りながらカヌーを漕ぐのですけれども、空気の清明さと静寂を楽しむことができます。

対岸に一直線に渡って、岸に沿って半周ほど岬々をなめるように漕いで回ってくると、栃木県の県花・ヤシオツツジのアカヤシオのピンクの花が咲き始めています。標高が1200mですから、まだ新緑が出るか出ないかの中に、このピンクの花がパッと咲き始めます。奥日光に春が来たという感じの非常に美しい景色で、ほっとする感じがあります。

それから、対岸にはシャクナゲがたくさんあります。5月の連休のころ、アカヤシオは必ず見られますが、シャクナゲは1~2週間遅れて通常、5月の半ばに見られ、一度だけ連休中に楽しむことができました。これも美しい花で、ハイキングをしていると気持ちがよく、シャクナゲに出会うと私どもは大変うれしい気持ちでした。

新緑は、日1日ごとに萌えてきます。いずれは緑一色になるのですが、ベージュ色だったり、黄色だったり、緑色だったり、いろんな色の淡いベールをかぶったような木々が、毎朝カヌーを漕いでいくと、1日ごとに色が変わっていくという大変美しい景色です。赤い新芽や、常緑樹の緑が入り交ざって、毎朝同じコースを漕いでもあきることがありません。

早朝、5時から8時くらいの間は、こうした静かな湖面をカヌーで漕いでいきます。9時くらいになって温度が上がってくると、静かな風が吹き出して三角波が立ってきます。

私どもは、カナディアンカヌーの前後に座って、息を合せてパドルを漕ぐのです。中禅寺湖を半周すると、私どもが気に入っている浜辺があります。そこで上陸し、休憩してお茶などを飲むのですが、この年はオオヤマザクラが見事に咲いていました。普通は連休の1～2週間あとに咲きます。30年も通っていると、運よくヤシオツツジとシャクナゲとオオヤマザクラが同時に見られることが一度だけあって、このときは本当にきれいでした。

在宅医療、そして看取り

次に、2番目の話題、在宅医療の話に入ります。妻は、家で死にたいということ、葬儀はしないでほしいということを繰り返し話していました。在宅は、わずか12月28日から1月6日の間でした。最初は、訪問看護師に来てもらおうと思って手配をしていましたが、狭い家に、しかも必ずしも気心の知れていない方に入られるのもちょっと困るかなと考え直し、お断りして私がすべての面倒を見ると覚悟をしました。

私が医師であるということ、いろいろな訓練を受けて看護師と介護士の3役を兼ねるということ、しかも大変短い期間だからできた、という幸運がありました。しかし、病院で長く働いたとはいっても、最近の15年くらいは管理業務ばかりで、医療の現場からは離れていました。そこで、点滴の自動注入ポンプのアラームが鳴ったらどう対処するとか、速度を調節する自動注入ポンプの扱いとか、あるいは点滴のバッグの中にいろいろな薬剤を混注するとか、そうした操作のすべてを看護師さんから習いました。

そして、在宅酸素の会社に手配をして、酸素発生器を前日に家に届けてもらい、薬の飲ませ方、その他、看護師さんから毎日の指示書をもらってうちに帰ったのです。結局、記録も排せつの世話も清拭《せいしき》も、すべて私がすることになりました。ただ、私自身は、忙しく面倒をみることになりましたけれども、医師と看護師と介護士を兼ねるということは、何の心の負担にもならない、むしろ喜びであったと思っています。

その1カ月くらい前から、妻は浮腫が強くなり、体力も相当落ちていたので、28日には妻は動けなくなっていました。病院から車いすに移り、車で家に帰って家の中に運び込んでもらうまでは、男性の介護士さんに助けてもらいました。妻を抱えてもらって私は酸素ボンベを持ち、脇についていきながら家に入りました。それから先は、私が面倒をみることになったわけです。

応接間に布団を敷いて寝かせました。そのすぐ隣に居間があります。そこでとる夕食にはアラ鍋を食べたいと言っていましたので、私はあらかじめ九州に手配をして鍋の用意をしていました。隣の布団から居間へ移るのも大変です。座いすに座らせ、そのまま座いすごと引っ張ってきて、こたつのある居間に移して食事をさせました。

それまでは何度か週末に外泊ができていたのが、体調が悪くなってから約1カ月、外泊ができていませんでした。久しぶりの自宅でしたが、口内炎などがあってあまり食べられないのではないかと思っていました。しかし、私の準備した鍋をうれしそうに、おいしそうに食べてくれました。お代わりまでするではありませんか。在宅の奇蹟というのでしょう。

そして、テレビや庭、天井を見たりしながら、「こうでなくちゃ、こうでなくちゃ」と繰り返し言っていました。その4日後に亡くなりますが、わずか4日ではあっても自宅に連れて帰ったのは本当によかったと思っています。

家に帰って、本当に喜んだのは28日のみで、その翌日からどんどん呼吸や意識状態が悪くなり、ほとんど話すことができなくなりました。29日、食事の用意をしたところ、「移るのはつらい。隣の部屋へ行くのは嫌だ」と言い出しました。それからチェーンストークス呼吸と私ども医療者が言う過呼吸、大きい呼吸を繰り返したあと、炭酸ガスの濃度が落ちてくると今度は呼吸が止まってしまう、そして炭酸ガスがたまってくると、また呼吸を始めるという、過呼吸と無呼吸の繰り返しになりました。呼吸中枢の機能が落ちてきたときのひとつの呼吸のパターンです。「これは死期が近い」と私も覚悟をしました。

それまでまったく意識がなくて荒い呼吸をしていたのですが、12月31日、大みそかの夕刻、突然ぱっと目を開けて私のほうを見ました。確実に私を視認しているのです。私の手をぎゅっと握って、半身起き上がるようにして、そのままがくっと顎が落ちて、息が絶えました。それが、私の確認するところ、18時15分だったのです。その前に、あまりに呼吸が苦しそうだったので、担当医に連絡をして往診をお願いしていました。30分後に担当医が来て、18時45分に死亡確認をしてくれました。それが死亡時刻ということになり、隣でその担当の先生が死亡診断書を書いてくれました。でも私の意識の中では、妻は18時15分に亡くなった、と思っています。

私は、その間にすぐ遺体の処置に入りました。1週間に一度くらい、妻の手伝いに来ていた近所の女性に応援をお願いし、清拭をして、あらかじめ用意していたグレーの洋服を着せました。その前に、IVHの太い静脈ルートが確保されていたので、そのカテーテルを抜糸して外しました。そこからバーッと血が出てきますので、押さえて止血するという医学的な処置もありました。

死後硬直が来る前に、急いでそういう作業を進め、血が止まったところで洋服を着せて、その女性がお化粧をしてくれました。今までの抗がん剤治療で、頭の後ろのほうはかなり髪の毛が抜けていました。不思議なことに前のほうはあんまり抜けていなかったので、お化粧をしてもらったら大変きれいな顔になりました。妻は身だしなみを気にする女性でしたから、よかったと思いました。

担当の先生は死亡診断書を書いて帰られ、私は病院の庶務の方から聞いていた葬儀社に連絡をしました。夜遅く葬儀社の人が来てくれて、これから先の火葬の話など、打ち合わせをしました。

お棺とか、骨つぼとか、お金でランクがあり、その一覧表を見せられながら選択をしました。その人がドライアイスを置いて帰ったあとは、私だけになりました。家の中が深閑としている中で1月1日に届いたお棺に妻の体を移しました。1月1日、2日、3日は火葬はできませんので、死亡届だけ葬儀社の人に出してもらい、私はひたすら妻の死に顔と向き合って涙にくれました。

グレーの服の胸の辺りが何となく寂しそうでした。庭に出たときに咲いていた赤いサザンカを切ってきて、服の胸のポケットに差したら、顔がぱっと明るくなるような感じがしました。

1月4日に火葬をしました。その足で私は、病院から借りてきた点滴などの道具を返しに病院へ戻りました。そして、病室の片づけを秘書に手伝ってもらい、退院手続きをして、家にもう一度帰ってきたのです。妻の死に関しては、それですべての手続きが終わりました。

求められる在宅医療体制の充実

がんの患者さんだけではなく、多くの方が「家で死にたい」と希望しています。しかし、緊急時の対応が心配であるとか、あるいは家族に迷惑をかけられないとかの理由から、諦める方が多いです。希望しても、なかなか在宅医療ができません。もっとも、病院の事情で「出てください」と言われて在宅を強いられる方もあるかとは思いますが。

私の場合、繰り返しになりますが、職業としての医師と、看護師と介護士の3役を兼ねることができ、しかもわずか4日間でしたから実現できました。もし、1カ月とか、3カ月とか続いたら、私1人でできるはずがありません。

現在、わが国では、年間に約114万人の方が亡くなっています。もうしばらくすると、

170万人くらいが亡くなると推測されています。病院で全員が亡くなることはあり得ませんから、間違いなく在宅医療の充実が求められます。

今後、がんの患者さんも含めて、希望する方の在宅医療を実現するためには、特に開業の先生方、それを支援する在宅看護あるいは介護センターのみなさん、そういう3者がきっちりとネットワークを組んでサポートする体制が確立される必要があります。また、それに対しての診療報酬、行った医療に対してはきちんとお金が入るというような体制、つまり社会体制と医療体制の両面の充実が必要なのではないかと思っています。

私は、立場上、わが国のがん対策にもずいぶんかかわっています。特に、がんの検診やがん登録を国の事業に戻したいと今までいろいろ活動してきました。それに加えてがんの在宅医療の充実が、今後、非常に重要なのではないかということを、私の妻の死を巡る状況をみていて強く感じました。ですから、私に新たな仕事が加わってきたという思いがあります。

日光、夏から秋

少し気分を変えていただくためにスライドを出します。今度は奥日光の夏です（**図2**）。

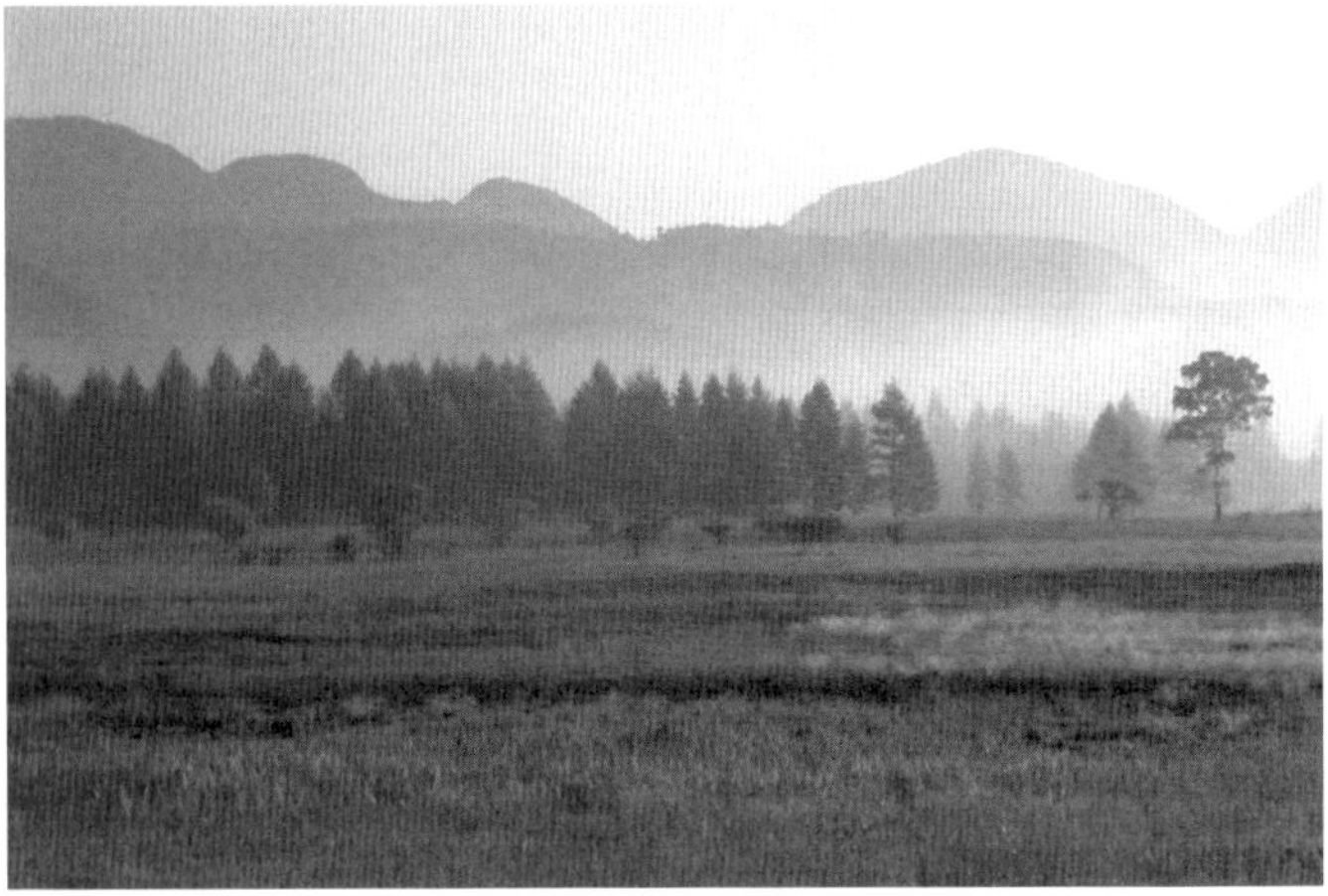

図２　奥日光の小田代湿原

小田代という湿原があり、高山植物がきれいに咲くところです。朝、4時、5時くらいになると、霧の中に日光連山が見えてきます。男体山があって、その先に大真名子、小真名子という連山があり、その手前に小田代ヶ原があります。そして、それにほとんどつながるかたちで有名な戦場ヶ原もあります。天気や時刻によって、同じ場所を毎日歩いても、日に日に、時々刻々と天候や植物の状況が変わってくる、大変面白いところです。

日光は、一番奥に湯ノ湖があり、湯滝を経て湯川が流れ、それが竜頭の滝となって中禅寺湖に流れ込みます。中禅寺湖の一番端が華厳の滝です。

このときは夏ですから、周りは緑に囲まれています。これは、妻と私がカヌーを漕いで

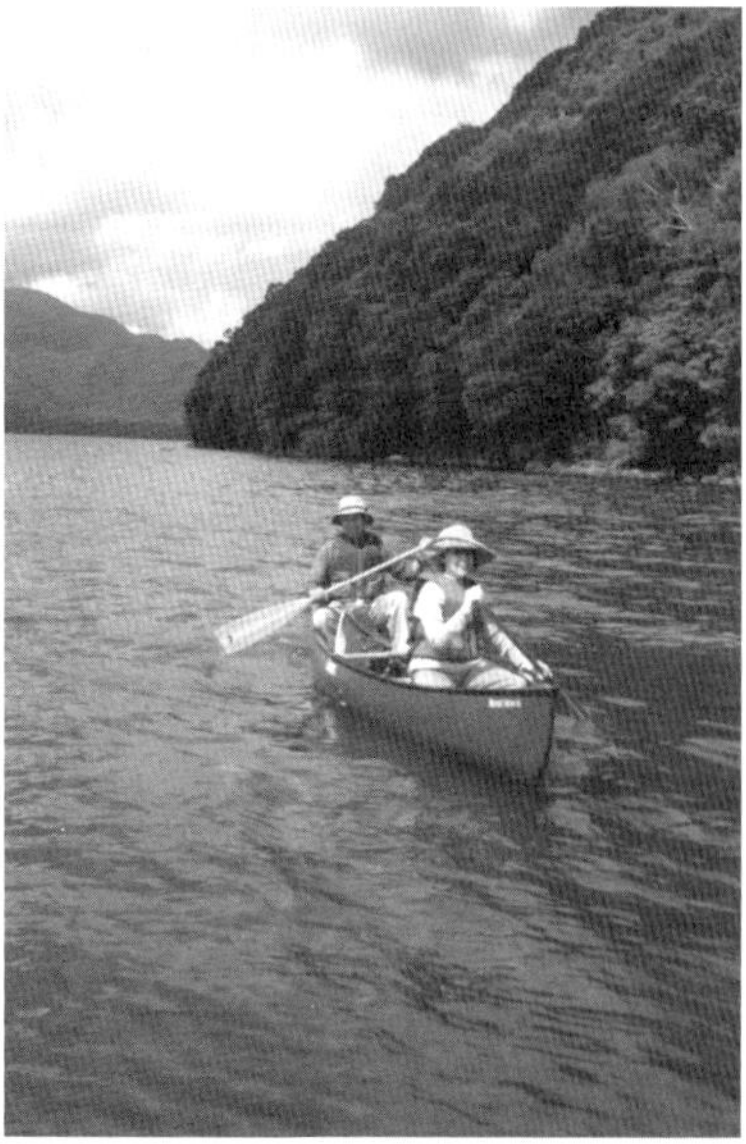

図３　中禅寺湖でカヌーを漕ぐ

いるところです（図３）。日中に漕いでいますから、少し波が立っています。

男体山にも2回、奥白根も2回登山しました。男体山に登ったときは天気がよくて、いつも私どもが朝早くカヌーで半周漕いで対岸に渡るコース、われわれのお気に入りの砂浜もすべてクッキリ目に入ります。足尾の方角の山々もよく見えます。妻は男体山を登るのに苦労しましたが、登れてよかったと思っています。

小田代には貴婦人と呼ばれ、写真家に非常に愛されている古いシラカバの木があり、巨大な望遠カメラを持った人たちが朝早くこの木の写真を撮ろうと目指します。昔は車で入れたので、40~50台の車が並び、一斉に写真を撮っている光景を見てびっくりしたことがあります。

この小田代には、夏でもワレモコウなどの秋の植物がどんどん出てきます。それから、

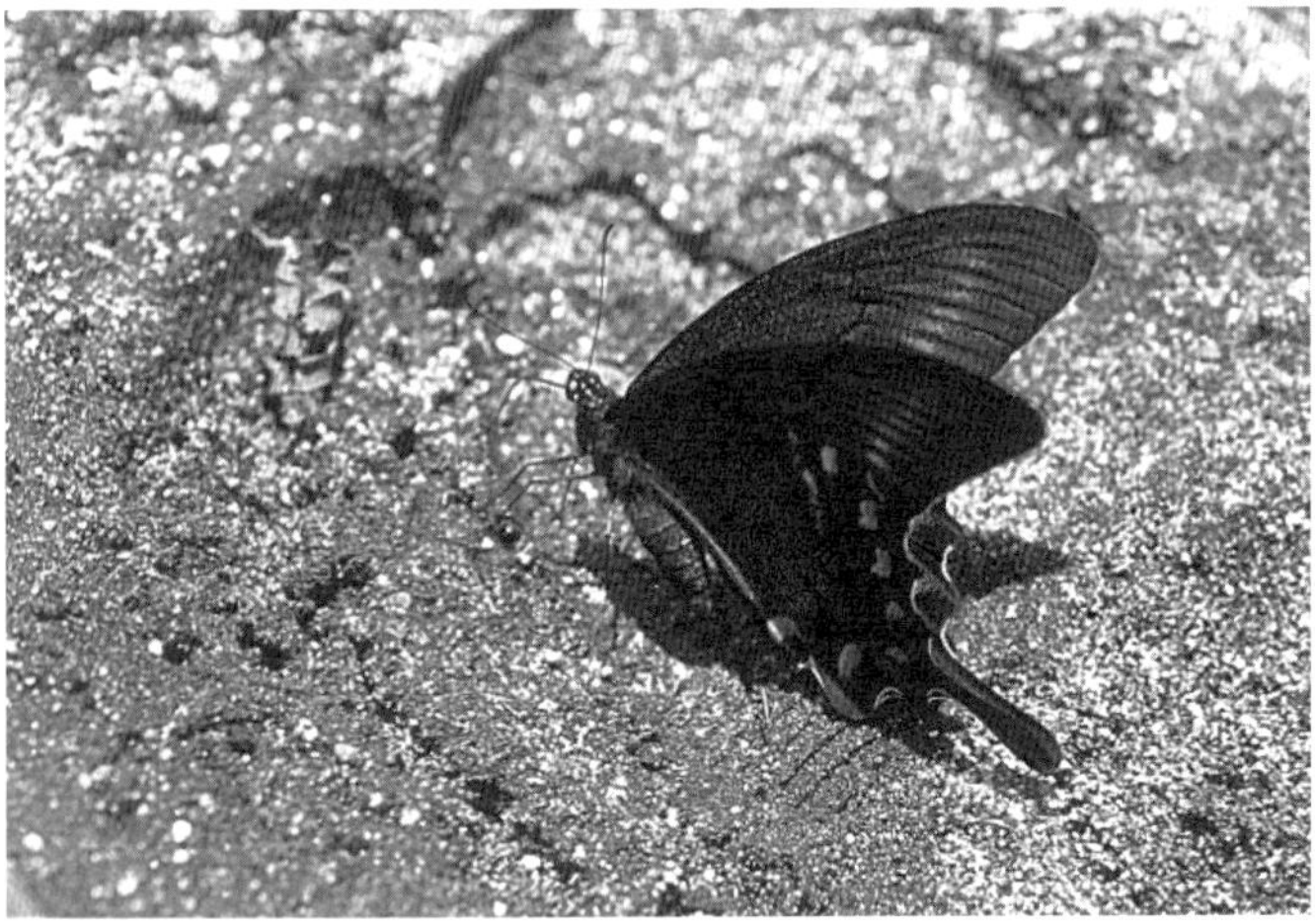

図4　砂浜で水を吸うミヤマカラスアゲハ

日光は中禅寺湖も湯川もマスが多いところです。カワマス、ニジマス、ヒメマスなどのマスがたくさんいます。

夏は、ホザキシモツケというピンクの花が至る所に咲いています。私はチョウチョウが大好きで、生物に目を見開かれて、その延長線として医師になった人間です。ニッコウアザミにとまっているヒョウモンチョウ、ホザキシモツケにとまって羽をうまく広げたヒョウモンチョウなどが見られます。

ミヤマカラスアゲハが中禅寺湖のほとりの砂浜で吸水している光景にも出会います。このくるくると巻いているくちばしがスっと伸びて水を吸っています（図4）。フタスジチョウもとまっています。こういうチョウチョウや昆虫それに植物にあふれています。それから、ハクサンフウロというフウロソウが至る所に咲いています。これもたいへん美しい花です。これが夏の状態です。

秋になると、奥日光はモミジが有名です。1日毎の紅葉の様子が変わる、モミジを見ながら、朝、カヌーを漕いでいきます。カヌーは、ほとんど音を立てないで進むので、春先ですと鳥の声が聞こえるし、漕いでいくすぐ脇でマスがはねたりなど、自然と一体になった感じが楽しめます。

小田代は、秋になると草紅葉といって、黄色やベージュなど、草花がモミジのように紅葉していきます。先ほどお話しした竜頭の滝も紅葉が始まります。対岸に渡って1周ハイキングができますが、対岸から湖越しに奥白根山塊が見えます。

強かった精神的衝撃

2007年12月31日に妻が亡くなり、1月4日に火葬しました。その間の1日から3日、私は1人で妻をじっと見て暮らしました。もうひたすら泣いていました。私は、正月は2日、3日の箱根駅伝を見るのが大好きで、いつも妻と一緒に見ていたのですが、相棒がいないので箱根駅伝を見る気がしません。それから、お正月ですと、特に元日にたくさん新聞が入ってきますが、一番大きい見出しだけをぱっと見るだけで、中身を読む気がしません。何もする気がしないわけです。

また、毎年、知り合いのお店からおせち料理をお重で届けていただくようにしていました。本来はおいしいはずなのに、何を食べてもおいしくない。酒を飲んで、無理やり飲み下す。しかも酒を飲んでも全然おいしくないという、つらい思いをしました。

もちろん、夜もよく眠れず、精神の強い衝撃は間違いなく肉体に強烈な影響を与えます。ですから、みるみるうちに痩せていきますし、眠れなくて軽いうつの状態になっていたのだと思います。自分がいったいどこまで落ち込むのか、もう1人の自分が自分をじっと見ているような感じがありました。

とにかく、浴びるほど酒を飲みました。ビールのような弱い酒だと飲んでも酔いませんし、おなかが膨れてしまいます。だんだんとウイスキーとか、焼酎とか、それも割らないであおるように飲むというようなことをしていました。よく肝臓を壊さなかったと思います。

喪失感と立ち直りの契機

妻の希望どおり葬儀はしませんでしたが、亡くなったことは、1カ月くらいたってから本当に親しい方々にお手紙でお知らせしました。病院の中のごく一部の人以外は、私の妻が亡くなったことをご存じではありませんでした。私は病院を辞めたあともいろいろな公務に近い仕事を引き受けていましたから、1月4日から名誉総長室に出ると、仕事が次から次へと来るのです。

その多くに締め切り日やデッドラインがあるので、それをこなさなくてはいけません。こんなつらいときに、いったいなぜこんなにたくさん仕事があるのだと思いましたが、仕上げる義務があるので夢中でこなしていました。そのうちに、少なくとも日中は夢中で仕事をしていますから、その間、悲しみや苦しみを一瞬、忘れることができるということに気がつきました。それからは、新しい仕事もむしろ積極的に引き受けて夢中でやりました。

この体験を本（『妻を看取る日―国立がんセンター名誉総長の喪失と再生の記録』新潮社）にしたところ、いろいろな方からお手紙をいただきました。仕事を退職して、地域との関係などがない方は、こういう状態に置かれると本当につらいのではないかと思います。私は忙しさのおかげで、救われた部分があるように思います。

そうはいっても、朝、名誉総長室に行って、日中そこで仕事をしたり、あるいはそこを基地にして外の委員会とか、協議会とかへ行って帰ったりという日常生活です。朝、家を出るときに妻の靴がぽろんと出てきたりすると、どうっと涙が出てきます。引き出しを開けて、見慣れたブラウスだとか、スカーフだとかを見ると、ああ、これはどこどこへ行ったときに着た服だとかを思い出して、また涙が出てきます。だから、家にいるときは本当に泣きました。それから、タクシーで妻とよく通った道路を通ると、また思い出されます。運転手さんがいますから、かすかに涙をこぼすくらいで我慢します。

家に帰って話をする相手がいないのがこんなにつらいとは、想像をはるかに越えていました。私は職業柄、泌尿器科の医師として百何十人かのがんの患者さんを看取ってきました。多くの思い入れがあり、患者さん一人ひとりが亡くなるとつらかったのですが、自分の妻とは40年間連れ添ってきたのです。私どもには子どもがいなく、相棒がいなくなったつらさというのは半身を失ったような感じです。こんなに苦しいものであるとは、夢にも思わなかったです。

私どもは仏教徒ではありませんが、住んでいる家のすぐ近くに妻の実家のお墓があります。そこの住職にお話をして、百か日法要をして、お骨を納めることにしました。3カ月くらい酒浸りの生活で、私は家でひどい生活をしていました。昼間仕事に出ると、見かけ上は何とかしていましたが、もし妻が元気でいたら「いったい、あなたは何をしているの。ちょっといくら何でも、ひどいんじゃない」と言って、こんな状態の私を怒るだろうと思うような生活をしていたのです。

一体、どこまでも落ちていくのかと思ったら、妻の死後10日ほどで何か固い岩盤みたいなものに突き当たりました。そのまま横に移動して3カ月、その百か日法要、約3カ月のころ、少し自分の生活を見直すようになりました。

体調と気力の回復

食事では、特に朝食をきちんとつくるようになりました。私はお茶漬けが好きですから、解凍したサケなどを焼いて、身をほぐしてタッパーに入れて冷蔵庫に入れておくと1週間くらい持ちます。それでご飯を炊いて食べるとか、ヨーグルトとコンポートとを混ぜ合わせて食べるとか、栄養のバランスなども考えるようになりました。

また、妻が病弱でしたから、私は若いころから家事を手伝ってきました。洗濯も、今やボタンを押せば済むことですし、屋内にハンガーで干せる仕組みもつくってあります。ごみ出しや、時々必要な家の空気の入れ替えもみんなします。そして、日曜日にまとめて1週間分の買い物をするなど、生活を見直していきました。

身体についても、相当がたが来ていましたから、これではいけないと思いました。私は学生時代、空手をしていて、相当トレーニングしていましたが、見る影もなく衰えていました。それで腕立て伏せを5～6回からスタートし、10回、15回、20回と増やしていって、今は、毎日70回しています。背筋も70回しています。畳の上に膝を折っただけでしているのですが、腹筋は350回まで増やしています。朝起きたときと夜寝る前の畳の上のトレーニングにスクワットを50回ずつ行い、体をだんだん鍛えていくと、体調がよくなっていくのが自分でも明らかにわかるのです。

体調がよくなってくると、気力がまた少し充実してきて、もっと前向きにいこうかと考えるようになります。それまでは、「死ねないから、生きている」というひどい状態だったのですけれども、1人で生きていかなくてはいけないのだとしたら、どのように自分の生活を見直すかということに目を向けます。また、がんという病気は自覚症状がなく起きてきます。5年前に私は、がんセンターの予防・検診研究センターを受検して、腎臓がんを偶然に発見してもらって手術しています。そして、もう一度そこを受検してチェックをしました。幸い何もなかったのですが、体のほうのチェックをして、トレーニングをして体力を充実させました。

先ほど、ハイキングやカヌーの紹介をしましたが、いっときは全部やめてしまおうかとも思いました。しかし、考え直してみて、かつて妻と2人でしていたことを私が1人になってすべてやめてしまったら、むしろ妻は喜んではくれないだろうと思い直しました。カヌーの妻が座っていたところに砂袋を載せてバランスを取りながら乗ることを始めました。また、トレーニングの効果があって、山登りも奥白根などは簡単にすいすいと登れるようになってきたのです。そうすると、また自信がついてきて、3カ月から6カ月後の間には、どん底の状態から少しずつ前向きに生きられるようになってきました。

今度は、登山をもう少ししっかりやろうと思うようになってきました。銀座で時々寄る小料理屋のカウンターで知り合った方が剣岳《つるぎだけ》に50年通っていて、「剣に行こう」と言われましたが、その年は予定が入っていて駄目だったので諦めました。それで、その年は北海道のトムラウシ山を目標にトレーニングをしました。高さは大したことはないのですが、2009年の夏に10人くらい遭難するなど、山が深いので登山には厳しい山です。ガイドさんと一緒に入って、雨の中を12時間くらい歩きました。頂上からは何も見えませんでしたが、リュックサックの中にビニールでくるんで入れて持っていった妻の写真を出して一周り見せてあげました。

その年は、トムラウシに登れて自信がつきました。そのあと、2009年9月の第1週は全部予定を空けていましたので、剣岳に登ることができました。頂上はあまり天気がよくなくて何も見えませんでしたが、やはり妻に周りを見せてあげました。

カヌー乗りは中禅寺湖のホテルが景気がよくないということで、クローズになってしまいました。代わりに、かつて妻と共に釧路川下りをお願いしたカヌーのガイドさんと一緒に、2人で北海道の川を下りました。川下りは、曲がった先に何があるかという状態がわかっていないと危険ですが、大変面白いです。

山登りや川下りをすることによってずいぶん気持ちが引き締まってきて、前向きに生きられるようになりました。

妻の絵の遺作展と体験記出版

私の妻は、亡くなる前の15年くらい油絵や木炭画、クロッキーを描いていて、それらが家にたくさんあります。それを見るとはなし見ているうちに、葬儀はしなかったけれど「遺作展をやったら喜ぶのでは」と思いました。そこで、妻の絵の指導をしてくれていた先生に絵を選別していただき、画廊を予約していただきました。そして、ちょうど丸1年たった２００９年1月の第４週に、銀座の画廊で遺作展を開くことができました。その準備を進める過程で自分の中に何かずっと先に希望が生ずるような感じがあり、ずいぶん前向きに生きられるようになりました。

それに加えて、２００８年12月から２００９年の正月にかけての暮れと正月は、何もすることがないため、ふと思いついて、妻について1日1章くらい文章にまとめ続けました。何か、自分の心の奥底の悲しみや苦しみを、文章を書くことで表出する効果があることを知りました。

それを私の中学、高校の同級生だった嵐山光三郎くんのところへ送って、読んでもらいました。「奥さんとの人間関係がきちんと書けていて、さらに在宅医療についても視点が行っている。そのあとの喪失と再生の記録、要するにグリーフケアのようなことも書いてある。つまり、3層構造になっていて社会性も十分あるから、ものになるのではないか」ということでした。そして、新潮社を紹介してもらい、『妻を看取る日—国立がんセンター名誉総長の喪失と再生の記録』という本が２００９年の12月に出ました。毎日毎日、自分の心をまとめていく、表現活動をするということには絵の遺作展を開くのと同じように、私自身が立ち直っていくうえで大きな意味があったと思います。

それから、２００８年12月から２００９年いっぱいは、まったく新しいことをして悲しみを癒やそうと思いました。私は武闘派なので、空手のほかに昔から居合道をしたかったのです。現職のころ、厚生省（現 厚生労働省）の幹部、時には政治家と、厳しい交渉をしなくてはなりませんでした。そのときに刀があったら切るぐらいの覚悟で臨むということで、集中力の鍛錬としてやりたかったのですが、当時はあまりに忙しくてできなかったのです。

幸いに、多少時間が取れたので、つてを頼って三菱道場に入れていただいて、居合道を始めました。この２０１０年３月に初段を取り、２０１１年３月に２段を受けようと思っています。今は、刀に付いた血をぱっと振る血振りという技などもやっています。もし、妻が生きていたら、「あなた、何しているの？」と言われるのではないかと思います。

２００９年10月に北海道の渚滑川《しょこつがわ》という、オホーツク海へ紋別の脇を通って流れ込む川をガイドさんと１泊２日で下りました。その直前に台風が通ったので、水位が１メートルくらい上がっていました。このホワイトウォーター（水が白く泡立って見える急流）をもし行くとしたら、この岩を越えたらこちらに回って、というイメージトレーニングを５回くらいして、ガイドさんが「行きますか」と尋ねるので、「行く」と断言しました。

10月の北海道の川でひっくり返ったら低体温で死にますから、ぴっちりと水が入らないようなドライスーツを着ています。事前に荷物を全部岸に上げておいて、ひっくり返るとまず眼鏡が飛ぶそうですから、眼鏡留めをして、無事に下ることができました。ガイドさんと2人で、パドルをぱっと空に上げてハイタッチをし、「やったぜ」という気持ちでした。オホーツク海の近くになりますと、ゆったりとすごく安心した感じに見えますが、そういう危機を乗り越えて下りました。

２００９年12月に居合道の初級、１級を受けました。居合は横一文字に片手で切って、縦一文字に両手で切るというのが基本です。

それから、２００９年に剣岳に連れて行ってくれた人たちに「あれだけ登れるのなら冬山にも行こうよ」と誘われました。私は、自分が冬山に登るなどとは夢にも思いませんでした。２０１０年の3月に一番軽いところでといって、八ケ岳に連れて行ってもらいました。八ケ岳の主峰は赤岳ですが、「今年は、赤岳は駄目」と言われて硫黄岳に登りました。外の装備も全部替えて、10本爪のアイゼンを履いてピッケルを持ちました。稜線に出るとガリガリの氷で、アイゼンを履かないと歩けないですし、うっかりするとすぐに顔が凍傷になると言われながら、強い風の中を登っていきました。その間、「何で、こんな苦しいことをやるのだろう」と妻と対話をしながら登るのですけれども、登ってみるとすごく達成感があります。

求められるグリーフケアの体制づくり

『妻を看取る日』という本を出すことによって、私の悲しみはずいぶん癒やされたところがあります。この本を出したことによって、驚くほど多くの手紙が出版社宛てに、あるいは直接私のところへ届きました。多くの方から、「悲しんでいるのは、自分だけではなかった」「勇気をもらった」というポジティブな反応をいただき、書いてよかったなと思っています。

今、日本人は、年間34万人が、がんで亡くなっていて、そのうちの20万人くらいが配偶者を遺しています。医療の現場は、ご承知のように大変忙しいです。心ある医療従事者は、患者さんががんで亡くなって退院すると、それから先に遺族の悲しみや苦しみが始まるということはわかっていますが、何も手が出せないわけです。

でも、本当は、もし社会体制や医療体制がきちんとできていて、退院されたあとも、亡くなるまで家族と一緒にお付き合いをしていた医師や看護師が、その後のケアに手を差し伸べることができたら、私が経験したようなこういう苦しみや悲しみが、多少なりとも和らげられるのではないか。少なくとも、医療的に睡眠剤や軽い抗うつ剤を処方するなど、もしそういう希望者がいれば手を差し伸べる、あるいはそういう方法があるということをみなさんに知っていただくことが大事なのではないかと思いました。

この本を書いたことで私の人生は変わりました。講演をさせていただく機会や、あるいはいろいろな方と対談の機会に恵まれています。それから、グリーフケアに関する第2弾の本の出版の話があり、最近、日野原重明先生やアルフォンス・デーケン先生などにインタビューをさせていただきました。がんの在宅医療とグリーフケアの本が、必要であると思うようになってきました。

妻の遺作展をしたあと、放っておくと絵はどんどん散逸すると言われましたので、カタログにまとめました。「Akiko Kakizoe」と英語でサインをし、その中の1枚の絵を表紙にしています。遺作展を一番喜ぶのは妻だったので、その妻がいないというのは残念でした。でも、1週間、私は会場に詰めていて、来てくださった妻のことをご存じのいろいろな方とお話しすることができました。本フォーラムの理事の1人の吉田修先生も京都からおいでくださいました。私にとって充実した1週間でしたし、遺作をカタログにまとめたことは、私の再生のうえで大きな意味があったと思っています。

40年間にわたる相棒がいなくなったことによるすさまじい喪失感に打ちのめされた中で、悲しみや苦しみを抱いたまま生きていかざるを得ません。そういう悲嘆に苦しむ人たちに対するグリーフケア、あるいはグリーフワークの大切さや、それをどう社会体制や医療体制の中に持ち込んでいくかという新たな課題も私の中にみつけてきました。

私は今、国のがん対策推進協議会の会長をしています。がんで亡くなる人を減らすうえで、がん検診をもう一度国の事業に戻すこと、それからがん登録といって、がんの実態を正確に把握する事業を国が責任を持って行うことが必要だと考えています。いずれも政治主導でしなくてはいけませんから、政治家にずっと働きかけをしていく必要があると思っています。そういう仕事に加えて、先ほどのがんの在宅医療と、それからグリーフケアも医療と社会体制の中に取り込むような努力をしていきたいと思っています。

今、日本人の2人に1人ががんになる時代です。亡くなる人の3人に1人はがんが原因ですから、どなたにとっても無縁の病気ではありません。したがって、みなさんの周りにがんで亡くなる人が出てくるというのはやむを得ないことですが、それにどう対処するかという意味で、多少なりとも私の経験がお役に立てば幸いです。

4

少子化の中の子どもの死を通して、この国のこれからを考える

細谷 亮太

小児がんの7割が治る時代となり、乳児死亡率も世界一低いわが国で命の儚さを感じる機会は、非常に少ない。しかし、日本では昔から、命の儚さに対する悲しみが大切にされてきた。人の命とは、存在そのものが非常に悲しいものでもある。このような儚さや悲しみを考えにくくなっている若い世代に、これらをどう伝えていくのか。私が出会ってきたさまざまな子どもの死から考えたい。

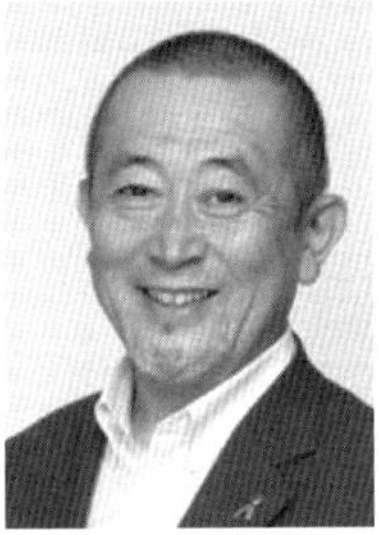

聖路加国際病院顧問。1948年 山形生まれ。1972年 東北大学医学部卒業、聖路加国際病院小児科レジデント。1978年 テキサス大学MDアンダーソン病院がん研究所小児科クリニカルフェロー。1980年 聖路加国際病院小児科、1994年 同部長、聖路加国際大学臨床教授。2003年 同副院長兼務。2005年 同副院長・小児総合医療センター長兼務、2013年 同小児総合医療センター長。2014年より現職。俳人（俳号・暁々）としても活躍。公益財団法人「がんの子どもを守る会」副理事長。公益財団法人「そらぷちキッズキャンプ」代表理事。著書は、『医師としてできることできなかったこと』（講談社）、『医者が泣くということ』（角川書店）、『今、伝えたい「いのちの言葉」』（佼成出版社）、『いつもこどものかたわらに』（白水社）、『いつもいいことさがし1、2、3』（暮しの手帖社）など多数。

団塊の世代として過ごした子ども時代

私が生まれてから、70年以上の月日が経ちました。生まれて、育って、それから医学部に行って、医者になって聖路加国際病院に行き、たまたま小児がんの子どもたちをずっと診ることになりました。医者になったのが50年前です。今日お話をさせていただく演者のなかで、私と島薗進さんが年長で、同じねずみ年だと思います。最初に密教についてお話しされた中村先生も、2番目の小澤先生も私より年下です。

最初に私自身のことをお話しして、次に聖路加病院の小児科と小児がん、子どもの病気と「いのち」の経験についてお話しします。それから、病気の子どもたちと、その家族から教えてもらったことを年代別に3つぐらいに分けてお話しして、最後に、これからどうなるんだろうというお話をさせていただきたいと思います。

まず、私のことです。私は1948年に生まれました。小島一郎さんという、青森で生まれて40歳にならずに亡くなられた、夭折の天才写真家がいます。これが彼の作品。本当にすばらしい写真をたくさん残されています。ちょうど活躍され始めた頃に、私は彼の被写体になった子ども達くらいの年代だったんですね。同じような格好で走り回っていました。青森ですから、後ろに写っているのは岩木山ですが、私の場合は、西を向くと月山が見えて、東を向くと蔵王が見えるところで生まれました。

私は団塊の世代です。現在、出生数は１００万人を切るというところまで減っています。団塊の世代は１９４７年生まれから始まりますが、私たちの年代はなんと年に２７０万人生まれました。だから、１クラス50人とか60人ぐらいがクラスメイトの数でした。小さな町なのですが、町の中に東西南北の小学校があり、１学年が４クラスくらいはありました。その東西南北の小学生が上がる中学校は、１学年が60人で８クラスですから、５００人ぐらいになります。小さな町なのに、ひとつの中学校に１５００人も人がいるような時代に育ちました。

小児科医になった理由

私の父は内科医でした。おじいさん・おばあさんを主に診ていたわけです。祖父も、小さな町の開業医でした。長男だった父は、自分が仕方がなく医者になったせいだと思いますが、私には「医者になる必要はない」とずっと言い続けました。それが逆効果で医者になってしまったということでしょうか。それとも、母がその父のことを大事に思っていて、

「お父さんはああいうふうに言っているけど…」というのを雰囲気で表現していたからでしょうか。「うちに男の子は、あなたひとりしかいないのだから、なんとかお父さんと同じ仕事をしてほしい」と思っていたのは、息子としてはよくわかったんですね。いろいろなことがありましたが、私も医学部に行くことになりました。

医学部を卒業するにあたって何を専攻しようかというときに、私は小児科を選びました、小児科を選んだ最大の理由は、私が過ごしてきた子ども時代が、とてもすばらしいものだったことが影響しています。それと24歳の私には高齢の患者さんに共感する自信がなかった。

貧しい町、貧しい日本でしたけれど、子どもたちの周りには自然がいっぱいあった。大人は忙しくて子どもたちを構ってくれませんでしたが、それでも気持ちのなかでは子どものことをとても大事に思ってくれていた。なにしろ、戦争が終わって日本中が打ちひしがれていたときに赤ちゃんがたくさん生まれて、どこのおうちにも子どもがいる。団塊の世代は、そういうふうにギャーギャー泣いたり騒いだりしたことで、日本を元気にする最初の使命というのをもうほとんど果たしたのではないかと思うぐらいの大きな力を発揮したと、その世代としては思っているわけですね。

私の父が、おじいさん・おばあさんのところへ往診に行く。そして、今日はどこどこのおじいさんが亡くなったとか、どこどこのおばあさんが亡くなったというのを聞いて、「ああ、人間というのは、歳をとったら順繰りに死んでいくんだ」ということを、なんの違和感もなしに普通のことだと、小さいときから思っていました。

そういうことを思っていた少年が、1960年の安保条約改定の頃には、小学6年生から中学1年生くらいになります。1970年の安保条約延長のとき、私は大学の4年生でした。世の中が悪い方向に向かっているのではないかということをとても心配したときに、悪い方向に向かっているのは、歳をとっている人――私は今日話をしているスピーカーのなかで、一番年かさだとお話ししたうえで言うのですから、誤解のないように聞いていただきたいと思うのですが――に「わからずや」が多いからだ、ということを肌で感じながら大学時代を過ごしたように思います。

ですから私は、これからの日本をちゃんと背負ってくれるような子ども、私が子ども時代に感じた感じ方をちゃんとわかってくれるような子ども、彼らが感じていることを私がわかってあげられるような子どもたちが、病気になったときに力になりたいと思い、小児科医になりました。

大学を離れ、聖路加国際病院へ

当時の大学は、研究をする人が一番大事にされました。患者なんかを診るような医者はいらない、などということを、大学が公式に発言しているような時代だったんですね。それに反発してか、私たちの学年は全員、大学に残らずに外の病院に出ました。そういう連中が、仲間内には結構たくさんいます。徳永進さんという鳥取の先生も私と同い年です。鎌田實さんも同い年。それから、『病院で死ぬということ』を書いた山崎章郎さんも同い年です。大学から離れて、外に出た年代なんですね。

研修のプログラムがきちんとしているということで、大学を離れて聖路加病院に来ました。そこで出会ったのが、小児がんの子どもたちだったのです。当時の聖路加病院には、西村昂三先生という先生がいらっしゃいました。アメリカで、小児がんのパイオニアのもとで勉強をして戻ってきたんです。

もうひとり、山本高治郎先生という方もいらっしゃいました。山本先生は、「一番大事なものは目に見えない」と書いてある、『星の王子さま』が大好きな、フランスで教育を受けた先生でした。

西村先生は小児がんが専門で、どちらかというとアメリカンマインドな方でした。患者さんに深く入れ込みすぎると、バーンアウトというか、やっていけなくなるから、少し距離を置いて患者さんをみなさいと言うような、比較的ドライな感じの先生でした。でも、患者さんが多く集まっていたのは小児がん治療の西村先生でした。この西村先生のもとで、私は学びました。

治らない病気だった小児がん

西村先生が学ばれたハーバード大学の小児科の教授は、ドクター・ファーバーという人でした。昔から大人のがんは、外科の先生が悪いところを早く見つけて切り取れば治ったのですが、小児がんは大人のがんとちょっと違います。大人のがんは腫瘍がある程度の大きさになってから、おもむろに転移します。子どもでは、がん細胞ができた途端、次の日からもう体中を駆け巡る性質があるために、治すことがなかなか難しかったのです。ファーバー先生は、小児がんが治らない病気だった時代に、治そうと考えました。葉酸という大事なビタミンがあります。アミノプテリンという葉酸拮抗剤を使って葉酸を使えなくすれば、白血病細胞を兵糧攻めにできるのではないかと考え、１９４８年に抗がん剤を最初に使用した報告を行ったのです。

１９４８年というのは私が生まれた年ですから、小児がんの化学療法が始まって、私の年齢くらいの時間が経っています。今はすごい勢いで科学が進歩していますが、１９４８年頃は、コンピュータも普及していなかった時代で、治療研究もなかなか進まなかった。20数年経った頃に私は大学を卒業して聖路加で研修を始めますが、そのときにも小児がんはまだ治らない病気でした。

ドクター・ストーのチームアプローチ

ドクター・ストーという方は日系の二世です。ご両親が移民として戦前にアメリカに渡られました。太平洋戦争のときとてもつらい思いをしながら大学を卒業されました。ちょうど卒業した年に戦争が終わって小児科医になり、広島で当時ＡＢＣＣと呼ばれていた原爆傷害調査委員会の小児科部長になられた方です。私はこのストー先生のところに、西村先生から「行ってこい」と言われて2年半ほど勉強しに行くことになります。

ストー先生が、チームアプローチとトータルケアを含む、小児がんの治療の教科書を書いたのが１９７３年です。私が大学を卒業した翌年に、この世界初の教科書が出来上がりました。チームアプローチというのは、外科医、放射線医、病理医など、みんなが力を合わせ、みんなが全力を出し切って治療すること、と書かれています。医者だけではなく、ソーシャルワーカーや検査技師さん、もちろん看護師さん、そういう人たちがみんなで最期まで患者さんの面倒をみることが、本当の意味でのトータルケアだと言っています。患者さんが治療が始まって診断がついてから、本当に治るか——その当時はまだ治らなかったわけですが、治らなかったら最期を迎えるまで、ということです。

西村先生と父から学んだこと

西村先生が1972年に、母校の京都府立医科大学に講演に行かれたときの講演録が残っています。そこには次のように書かれています。「急性白血病のごとき不治の病にこどもが罹患しますと、患児とその家族、それから医療担当者側にいろいろの心理的な問題が生じてまいります。わが国の臨床医学では、一般に心理面の取り扱いが遅れております。とくに白血病のこどもを取り扱う場合、医師は予知された死の宣告は致しますが、それによりひき起こされる家族の心理的葛藤に対する対策や医療担当者のこの面についての教育には無関心のことが多いようです」ということを、すでにこの頃おっしゃっているのですね。

医療担当者側の問題としては、「洋の東西を問わず医師は患者の生命を救うことが本命であるため、ともすれば患者の死は敗北と思うためか、死の問題には積極的に取り組もうとしない傾向がみられます。わが国の医科系大学で患者の精神面のみならず、死亡の取り扱いまで医学教育の一環として取り上げているところはおそらくないと思います。白血病の化学療法については、主要病院間では格差はほとんどないと思いますが、患児や家族の精神心理面の取り扱いは各医師の考えによりかなり差があるようです。医療担当者は医師のみでなく、年齢も若く人生経験も少ない他のメンバーが多いため、医療チーム全員に対し不治の病をもつこどもの取り扱い、とくに死の取り扱いについて平生から教育することが必要です」。

わが国の医科系大学で、そういう教育をしているところはどこにもないし、これから何とかしないといけないと思うということを、西村先生は早くも1970年の始まりの頃に思っていらっしゃった。でも当時の社会は、それを受け入れるような状況にはまったくなっていませんでした。

でも、私は大学を卒業してすぐ、西村先生のところに入ったので、どちらかというと鳥の雛のスリコミみたいなもので、すんなり受け入れてしまったのです。しかも私の場合、大学時代に、往診に行く父を乗せて自動車で送り迎えする途中、いろいろな話をしていました。あまりしゃべる父親ではなかったのですが、その父が「医の本質、つまり医者という仕事とは、人が苦しいと思っているときに、苦しくないようにしてあげることだ。痛いというのを、痛くないようにしてあげるというところから医学は始まったんだと思う」というようなことを言っていました。私はそれを、とても大事なことだと思いながら医学部時代を過ごしたのです。

そして、大学を卒業して行った聖路加病院にでも、西村先生が、どちらかというとドライではあったのですが、論理的に医療とはそういうようなものだとおっしゃっていた。トータルなケアや、子どもたちが亡くなるときにどうしてあげるかということについて、考えないといけないと話されていた。そこで、「ああ、治らない子どものケアもしなくてはいけないし、それはとてもやりがいのある仕事だ」と思ったのが、この道に入り込んだ始まりです。

先程、小澤竹俊さんは、学校で子どもたちに話をしたとき、「支えてくれる人たちを支えることのほうが大事かもしれない」というようなことを言われて、感涙にむせんだと話されていました。私なども途中で「もう、辛くてこれはとてもやれない」と思いましたね。「どうして一番構ってあげたいと思う人のところを選んでしまったのだろう」と思いました。それより、2番目ぐらいに構ってあげたいと思う人のところの分野を専門にすれば、自分がこんなに悲しまなくても、苦しまなくてもよかったのにと何回か思いましたが、あとの祭りでした。そんな時に、かかわった子どもたちと、そのお父さん・お母さんは、確かにこちらを非常に支えてくれました。

そのような状況で、今まで40年以上、先頭に立って小児がん診療に取り組んできたわけです。当時は、患者さんの話をすると泣いてしまうことが、しょっちゅうあったんです。しかし、2年前、最前線から少し退いて病院内の全体的な仕事をしているうちに、泣かずに話ができるようになりました。今日も泣かずにお話しできると思いますが、でも泣いたらあしからず、お許しいただきたいと思います。

乳児死亡率が最も低いわが国

私が活動してきた期間を、1972年から1986年、1987年から1997年、1998年から2014年の3つに分けてお話しします。

大学を卒業したのが1972年。聖路加病院に行き、その後、アメリカに行って戻ってきて、最初に子どもたちに病気の告知をしたのが1986年です。当初から子どもたちには、身体の中でどこがどう具合が悪くなっているということは話していましたが、病名を含んだ本物の告知、つまり本当の意味でのインフォームド・コンセントを始めたのがこの年です。これは日本でも最初です。

１９８７年から１９９７年の区切りは、１９９８年から始めた活動です。小児がんで、告知をされている子どもたちを集めてキャンプをするようになったのです。１９９８年から現在までは、告知が一般化し、医学がどんどん進歩した時代です。小児がんの代表である、急性リンパ性白血病の治癒率について、セント・ジュードというメンフィスにある病院が、きれいなラインを描くデータを出しています。１９６２年から１９６６年に治療された人たちは、全員が亡くなっています。私がアメリカに行ったのは１９７７年の暮れでしたが、その時代もまだ小児がんは治らない時代でした。それからだんだんよくなって、今や5年生存率は9割を超え、治る人たちも7割を超えるような時代になってきました。

自分が小児科を専門としたときには、まったく治らないと言われていた病気が、自分がリタイアするまでの間に8割ほどが治るようになるというのは、本当に信じられないようなことですね。そのくらい特別な時代を過ごしてきたわけです。

それでも、まだ子どもたちの死に一番深くかかわっている病気は悪性新生物です。悪性新生物というのは小児がんですけれども、もちろんゼロ歳のときにはまだ表に出てきていません。ゼロ歳から1歳になるまでの子どもの死亡率を乳児死亡率と言います。1000人のうち何人が死ぬかで表されます。今は、わが国は世界で一番低くなっていて、2人ちょっとです。ですから、1000人生まれた赤ちゃんのうち、2人しか亡くならない。2人亡くなるということは大きな問題なのですけど、でも数字で言うと、1000のうちの2というのは、大変少ない。

ゼロ歳から1歳までに2000人くらいが亡くなりますが、もっとも多いのは先天奇形です。しかし、この先天奇形も、外科の先生ががんばって治療することによって、治るようになってきました。心臓の奇形も、心臓外科の先生ががんばって治るようになってきた。

それでもやはり、無理をして治した人たちの寿命は、決してそんなに長いものではないのです。たとえば、今まではとても生きることができないような心臓奇型を持って生まれてきた人が、最先端の小児心臓外科の神の手によって生かされたとします。でも、30年ぐらいするとほころびが出てきて、次に心臓移植などをしないと生きられなくなっているという現状もあります。

私たちは3kgくらいで生まれてきますが、300g、400gの赤ちゃんでも、今は助けることができるようになってきました。それでも全員が助かるわけではないのですが、新生児を専門にしている医者は、生まれてオギャーと言いそうになった赤ちゃんはなんとか助けようとします。それこそ神様的な存在から、「生まれていいよ」とライセンスをもらって生まれてくる赤ちゃんたちが死にそうになったときに、助かる見込みがあるなら全力を尽くすというのが私たちの仕事なのです。ただ、小さすぎる赤ちゃんの場合、先程も言いましたが全力を尽くしても、30年ぐらい経つとほころびが出てきたりもします。

生まれるときに脳へ供給される酸素が足りなくて脳性まひという状態になり、30代・40代になった頃、飲み込むことが難しくなることもあります。お父さん、お母さんは、ちょうど私くらいの年代で、60歳を過ぎたぐらいです。その歳までずっと、その子のためにがんばってきたお父さんとお母さんが、看取らなければいけないというようなことも起こってきています。

もちろん、自殺や不慮の事故も大変なことですが、さっきお話しした悪性新生物は、なんといっても病気の中では厄介ですね。

生と死が一緒になって戻ってきてくれた子ども——彩ちゃん

まず、1972年から1986年の頃に出会った子どもたちの話をしたいと思います。

私が医者になって最初に亡くなられたのは、彩ちゃんという女の子です。神経芽腫で、3

歳ぐらいだったと思います。その彩ちゃんが亡くなるときに、私はもちろん新米ですから、注射をするのも下手だし、お父さんとお母さんに話をするのもあまり上手じゃない。それでも、研修医のトレーニングということもあって、治療の最前線に押し出されます。

その彩ちゃんが亡くなったときも、「細谷、お前ちゃんと死亡宣告をしろよ」と言われました。心臓が完全に止まる瞬間を、私は医者になって初めて聴診器で聞いたわけですね。聞こえてきたのは私のドキドキだけで、本当にもう自分の心臓がドキドキドキドキしているのが、今でも耳に残っているくらいです。どうしたらいいか、まったくわからなかった。

彩ちゃんが亡くなられて、それからだんだん私は、亡くなっていく子どもたちと付き合うことが多くなっていきます。話の仕方も上手になっていったと思いますし、もちろん、注射も上手になっていきました。1986年の頃には、もうかなり注射は上手でした。アメリカにいるときなど、「東洋のマジシャンか」と言われましたが、「いや、世界のマジシャンだ」と言っていたくらい上手になっていました。

でも、そうなってみると、彩ちゃんの治療をしていたときに自分が下手だったというのがとてもつらくて、どのぐらい彩ちゃんが私の下手さによって痛い思いをしたかというのがずっと気になっていました。

ところが、20年か30年が経った頃に、たまたま私がラジオか何かで、彩ちゃんという子が、私が医者になって最初に看取った子だったという話をしたのを、彩ちゃんのお母さんのお友達が聞いてお母さんに伝えてくれたんですね。そこで、お母さんが私にお手紙をくださいました。その中には、注射が「とても下手だった」と書いてありました。「とても注射が下手だったし、先生は新米だということがすぐわかるような感じでお仕事をしてた。でも、うちの彩は先生のことをとっても大事だと思っていて、病室に来られるのを楽しみにしていました」と書いてありました。うれしかったですね。

しかし、もっとうれしかったのはですね。彩ちゃんが亡くなったときに、「ほかの先生たちはお悔やみを言ってそのままお帰りになられたけど、細谷先生は何も言わずに」――「言わずに」ではなくて「言えなくて」なんですけど、「ずっとその場所に、そのまま立っていた。どうしたらいいかわからないという感じで泣いていらっしゃったのが、そのときの私たち夫婦にとっては一番慰めになりました」と書かれていたんです。私が、20年30年、ずっと申し訳なかった、申し訳なかったと思ったあとで届いたありがたいメッセージでした。

この高野山の医療フォーラムのテーマは、「生と死が手をむすぶには」です。生と死が手をむすぶというのは、なかなか難しいことだと思うのですが、そのとき私は、生と死が手をむすぶとは、こういうことなのだろうなと感じました。つまりなんというか、彩ちゃんが生きていたこと、それから、亡くなったこと。亡くなった時に私が同情ではなく思いっきり彩ちゃんとご家族に共感できたこと。これらのことが一緒になって私のところに戻ってきた。それがとても大事なことだというふうに思いました。

キリスト教と仏教

私に「医療で一番大事なのは、痛みを取ることや、苦しみをなんとかしてあげることだ」と言っていた父は、毎朝仏壇にお線香をあげて、仏間でしばらくの時間を過していました。代々続く古い家ですから、仏壇にはもう10代以上の多くのご位牌が並んでいて、そこで朝お経をあげるのを、父は日常のこととしていました。それを私もさせられていたんですね。そのためか、仏教に関しては小さな時からスリコミがありました。

私は聖路加病院で40数年働いていますが、残念ながらクリスチャンにはなれなかったんです。クリスチャンの同僚と一緒に働いていると、キリスト教徒になろうかなと思うようなことがときどきありました。そっちに行ったら、きっともっと周りに味方がたくさんできるのかもしれない、と思ったりしたのですが、私が行きたいと思ったときにちょうど、「おいで」と言ってくれる人がいなかったんですね。それで、仏教徒のままでいます。仏教のほうが、どちらかというと気持ちが安らぎますので、無宗教というわけではなく、一応仏教徒ということにさせていただいて次の話をします。

死にゆく子どもの言葉

麻意ちゃんは、途中で治らなくなって、私たちの病院に来た子どもでした。私はなんとか治さなければと思っていたのですが、再発してしまいました。ちょうどクリスマスの頃だったんですけど、その麻意ちゃんがお母さんに、「死ぬって、怖いね」と言うようになった。６歳の女の子が、お母さんに「死んだらどうなるんだろう?」というようなことを、ときどき聞くようになった。お母さんは、「死ぬわけないでしょ」と答えていました。

しかし、麻意ちゃんが、生後半年にもならないうちに亡くなった自分のおじいちゃんの写真の前で、道端で摘んだたんぽぽなんかを供えながら、「おじいちゃんは死んじゃって可哀想」「麻意は、死ぬのいやです。おじいちゃんが幽霊でもお化けでも、麻意はおじいちゃんのこと嫌いじゃありません」というようなことを聞いていたお母さんが放っておけなくなって、なんとかしてほしいといって来られたんですね。

私はその頃、もう卒業して10年以上経っていましたから、麻意ちゃんの想いもなんとか受け止められるのではないかと思いました。そのとき私は、「先生もいつ死ぬかわからない。

みんな人間て死ぬんだし、麻意ちゃんも麻意ちゃんのパパもママも、ときどき窓の所に飛んできてくれてる鳩なんかもみんな死ぬんだよ。でも、これは仕方がないし。この病院に入院しているおじいちゃんやおばあちゃんで、今晩とか明日の朝に死ななければいけない人もいるんだ。でも、麻意ちゃんは、今死ぬというわけでもないし、僕も今死ぬというわけではないから、なんとか楽しくしてようよ」というようなことを話しました。それを聞いた麻意ちゃんは、落ち着いて寝たんです。

ただ、しばらくして、「誰でもが死んじゃうって細谷先生が言った。でも細谷先生が死んだら麻意のことを治してくれる人がいなくなる。パパもママもお兄ちゃんもおばあちゃんも、死んじゃだめ。麻意が独りぼっちになっちゃうからだめ」と、一生懸命にお母さんに言ったんですね。

キリスト教と子どもたち

入院していたのが聖路加病院ですから、お母さんは、チャペルに相談に行きました。そのときのチャプレンが、お母さんととても波長が合ったんだと思います。聖書の一節をお母さんに示しました。そのなかの「子どもたちをわたしのところに来させなさい。妨げてはならない。神の国はこのような者たちのものである」「はっきり言っておく。子どものように神の国を受け入れる人でなければ、決してそこに入ることはできない」というところを見て、お母さんはとても安心したんですね。そこで、お母さんもお父さんも麻意ちゃんも、みんな洗礼を受けてクリスチャンになりました。それから、麻意ちゃんの教会通いが始まり、亡くなるときも、とても静かに亡くなられました。

その頃、私にはもうひとり気にかかる子ども――スミエちゃんがいました。スミエちゃんのお父さんは、キリスト教系の大学で教えていらっしゃる先生でした。そのスミエちゃんも具合が悪くなってきていて、麻意ちゃんとスミエちゃんは、クリスマスが過ぎた同じくらいの頃に逝ってしまいました。

スミエちゃんはりんごが好きだというので、私はりんごにリボンを付けてクリスマスのプレゼントとしてあげました。麻意ちゃんには、「この世の中に、愛や、人への思いやりや、真心があるのと同じように、サンタクロースも確かにいるのです」と書かれている有名な絵本、『サンタクロースっているんでしょうか？』（偕成社）をあげました。2人ともりんごと絵本を喜んでくれて、しばらくして亡くなっていきました。

子どもが亡くなってから届く便り

先程、彩ちゃんのお母さんから30年くらい経って私のところに便りがあったとお話ししましたけれど、実はこの麻意ちゃんのお母さんとも、20年以上経ってから不思議なご縁がありました。秋田大学に講義をしに行ったとき、お茶を出してくれた女医さんが、「細谷先生の患者さんで麻意ちゃんという人がいましたよね。あの麻意ちゃんのお母さんが、今どこにいらっしゃるかご存じですか」と言います。その当時、亡くなった子どものお母さんたちの会が既にできていましたので、「知ってますよ」と答えました。すると、「私が小学校1年生のとき、麻意ちゃんのお母さんが担任の先生でした。今まで出会った小学校の先生のなかで、一番いい先生というか、とてもいい先生だったんです。だからもし、先生が住所をご存知でしたら、教えてくれませんか」ということでした。

私はお母さんの携帯電話の番号も知っていたので、そこから電話をしました。麻意ちゃんのお母さんは、その当時ちょうど60歳ぐらいだったと思いますが、年齢のせいもあり少し鬱っぽくなっておられました。とても大変なお仕事をなさって、もうそろそろ辞めようかなと思っていたときにその電話がきたので、とても元気になったということでした。こんなことって、やっぱりあるんだなと思いました。

13年間、お母さんたちの子どもでいてくれたサトシ君

次は、1987年から1997年の話です。この時には、もう告知が行われています。子どもたちに、「あなたの病気はこういう名前の病気で、こういう経過で具合が悪くなるんだよ。治るんだけど、人によっては治らないこともあるんだよ」というような話をする時代となりました。ここで話をしようと思うのは、サトシ君という子です。この子は、子どもには大変怖な肺がんでした。肺がんというのは、大人の場合、年間、何万人もに起こるのですが、子どもの場合は、国内で年間3~5人というくらい珍しい病気です。残念ながら、みつかったときにもう相当に進んでいました。

この子は駒場東邦という中学校に入りたい、駒場で野球をしたいということで、そのために駒場に行くと、それを実現しました。そのサトシ君が私たちのところに転院して来たときには、亡くなるのが近いような具合の悪さでした。肺にたくさん腫瘍があって、寝ていられない。起き上がって座っていないと呼吸ができない状況でした。

病院に対してとても強い嫌悪感を持っていて、「病院には居たくない」と言います。どう

いうふうにしておうちに返すかを相談するためにちょっとだけ入院してほしい、ということで1週間ほど入院してもらったあと、2週間在宅で過ごすことができました。おうちでのサトシ君は、専業主婦のお母さんが家事をしている台所の隣にベッドを置いて、そこでずっと過ごしていました。

1990年のことで、まだ聖路加病院でも子どもの訪問看護科ができていない頃です。それでもなんとか自宅で過ごせるようにしてあげたいと思い、私の家がサトシ君のおうちと同じ方向だったので、病院が終わってからたびたびサトシ君のところに往診に行きました。夜、学校の先生と一緒になるような時間帯にサトシ君のおうちを訪問していましたが、お母さんはわれわれの夕食もよくつくってくださっていたんですね。大体は、うそでも「今日は食べていきますから」と言ってから行くのですが、それを言い忘れて行ったときにはちゃんと夕食がつくってある。

その晩は、夕食がたまたま餃子でした。サトシ君と私とお母さん、それから学校の先生がいました。その学校の先生が、とてもよく食べる方だったんですね。私もその頃はたくさん食べるほうだったのですが。その餃子はとってもおいしくつくってあったので、おいしいおいしいと、パクパク全部食べそうになりました。「これはサトシ君の分ね」と残そうとしたのですが、サトシ君が向こうからそれを見ながら、息がもうほとんどできないなかで、「先生たち、食べていいよ」と言うんですね。お母さんも、「サトシがああ言ってますから、先生たち召し上がってください」と言ってくださった。２人の食べるスピードが凄かったからだと思います。そこで、結局僕とその先生とで全部食べました。

ところが、その日の夜遅くに、サトシ君が苦しい息の中で、「先生たちがさっきおいしそうに食べていた餃子、僕も今食べてみたい」と言ったそうなんです。それはもう、お母さんにとっては大変なことでした。お父さんは出張で、その日たまたま居なかった。しかし、お母さんが自動車の運転をして買い物に行くと、家に誰も居なくなりますから、それはできない。

そこで、お母さんは餃子の皮を自分でつくり、残っていた挽肉を使って餃子をつくったんだそうです。するとサトシ君が、「今まで食べた餃子の中で、一番おいしかった」と言って食べてくれた。それを、サトシ君が亡くなった後に、お母さんが病院にお花を持って、ご丁寧にお礼を言いに来てくださったときに聞きました。

そのあと私のほうも、お花を持ってお参りにおうかがいしました。そのときに、サトシ君のお母さんが言ったのは、「なんてかわいいんだろうと思ったんです」ということでした。一番おいしい、と言われたあとでお母さんが思ったのは、「この子はなんてかわいいんだろう」、そして、「こんなに早くさよならをしなければならないのはつらいけど、13年間この子の母親でいることができて、とてもよかった」ということだったそうです。

自然と出てきた、死に向かう子どもへの言葉

人間が生きること、それから、死んでしまうことは、本当にまったく別のことだとは思うのですが、微妙につながっていますよね。生きている人に、その亡くなった人たちがプレゼントしてくれる特別なものというのが、やっぱりあるんですね。

真実ちゃんは、2番目に在宅で亡くなった子です。この子が苦しいとか痛いとか一生懸命言っていたときに、「先生がこういうふうに言ってくださった」と、あとあとお母さんが私に返してくれた言葉がありました。真実ちゃんが、痛いのがよくなってきていたときに、「いつまでこんなに苦しいんだろう、痛いんだろう」と言った。それに対して私は、「真実ちゃんが我慢できない苦しみなんか神様もだれもくれないよ。本当に我慢できなくなったときには、きっと楽になると思うから」と言ったそうなんです。それをあとから聞いて、なんて上手なことを言ったのだろうと思いました。考えて、セオリーどおりに話をするというのではなく、自然に出てくる言葉みたいなものがあるんだと思います。

死にゆく身体と折り合いをつけた、しほちゃん

しほちゃんは、21歳で亡くなりました。小児科の医者が経験する死というのは、死につつある身体と、生きていこうとする思いというか心が、闘いながら亡くなっていくというのが一般的です。そのなかで、このしほちゃんという子には、そうではない場合も人間にはあるのだと思わされました。

おそらく小澤さんが診ていらっしゃるお年寄りでは、そういう方がたくさんいらっしゃるかもしれませんが、しほちゃんも、死のうとしている身体に折り合いをつけて、心も死のうとしたのです。

21歳だったしほちゃんは、抗がん剤の治療もたくさん受けてから聖路加病院に来られました。いよいよ悪くなり、在宅ケアになりました。ある日、死が近いという連絡が訪問看護師さんから私のところにきたのですが、看護師さんが、「しほちゃんは、先生だけじゃなくてチャプレンも一緒に来てくれって言ってます」と言うんです。以前、私と同い年の、一緒に働いていてとても気持ちの楽になるチャプレンを彼女に紹介したことがありました。そのチャプレンを一緒に連れて来てくれと言うのです。

すると、「先生は痛くないようにしてくれるって言って、まぁ約束は守っていると思う」と言います。「痛くはないけど、でもとても苦しい」。やはり、ご家族とお話ができるよう意識を保たせている状態であれば、死の間際のある程度の苦しさというのは、なくはないかもしれません。「だるい」と言っていました。「かったるくて我慢ができない。だから、少し楽になるようにお薬を使ってほしい」、と私に言います。

そしてチャプレンに、「今まで一生懸命がんばってきたんだから、もうそろそろがんばらなくてもいいかな」というふうなことを聞きました。チャプレンは、「ああ、いいよいいよ。もう十分がんばったから、しほちゃん、もうがんばらなくていいよ」といとも簡単に言ってくれたんですね。

私も、「じゃあ、少し眠ろうか」ということで、何回かに分けて少量ずつモルヒネの注射をしました。そうすると、しほちゃんはスッと寝るんですね。寝た後でまた起きて、「なんだ、先生まだいるじゃない」って言う。これはすごいなと私は思いました。「まだいるじゃない」って、それは、「もう目が覚めないようにしてくれ」っていうことなのかと思いましたが、それは難しい。でも少しずつ眠っている時間が長くなっていき、何もしなくてもよくなりました。そして、眠ったまま、亡くなられました。

お父さんはシベリアに単身赴任中で、戻ってこられなかったんですね。眠る前に、彼女は携帯電話でお父さんと話をしたのですが、向こうではもうお父さんが取り乱して大騒ぎをしているわけです。そのお父さんに向かって、しほちゃんは「お父さん、先に行っちゃうけど、でもまた生まれてくるときにはお父さんのところに生まれてあげるよ」と言って亡くなりました。すごいなと思いましたね。

生きることの悲しみ

祐子ちゃんも、私にいろいろなことを教えてくれた子です。お姉ちゃんと2人姉妹の子で、自宅で亡くなりました。この子が亡くなるとき、私は枕元にずっといたのですが、このお姉ちゃんがスッと立って、台所で何かをし始めたんですね。泣きながら、お米を研いでいた。亡くなっていく妹さんのそばでも、私たちはご飯を食べなければいけない。そのことに対して、お姉ちゃんが対応したというのは、私にとって非常に大きな出来事でした。人間は食べないと生きていけない。生身の身体は食べないと生きていけない。それはとても悲しいことだと、そのとき思いました。

命の儚さと、存在そのものの悲しみ

私が在職中に教えられたさまざまなことのうち、最大のものが2つあります。命というのは、とても儚いものだというのがひとつ。それから、私たちの存在そのものが非常に悲しいということを、つくづく感じたんですね。

医療の進歩には目覚ましいものがあります。これまでは治らなかった人たちが、どんどん治るようになってきて、長く生きなければいけない人が増えている。死亡数と死亡率についてみてみると、年間１４０万人が死亡したのは大正の初めです。インフルエンザ（スペイン風邪）が流行して、大正7年から9年の3年で４００万人ほどの人が死んだ。それからずっと、死亡数は、そのインフルエンザより酷くなることはなかった。年代別に、15歳から64歳とゼロ歳から14歳をみてみると、明治22年のあたりでは子どもや若い人たちが死んでいた。でも、このあと戦争が終わり、抗生物質ができるにつれて小児がんも治るようになって、もうほとんど死ななくなってきます。

私は子どもの頃、歳をとって大人が死ぬのは仕方がないことだが、でも若い人が亡くなることは大変なことだと思いました。しかし、その、亡くなると大変なことだと思わせる

15歳から64歳までの人たちも、今は死ななくなってきています。80歳以上にならないと人間は死なないということになると、私たち日本人が命の儚さを感じる機会というのは、本当になくなってきていると思います。

実際、1950年に、20歳になる前に死んだ人は27万4千人もいました。それが1965年には5万8千人、1980年には2万4千人、1995年には1万2千人。そして、2010年に5千人です。こうなるとやはり、儚さを感じる機会は少なくなってきたのではないかと思います。

しかし、このような状況でも、命の儚さを感じている人たちがなんとかしなくてはならないと思い、早く死なざるを得ない人たちのためにさまざまな施設をつくっています。北海道には、キャンプ場をつくりました。北海道の滝川というところです。地元の人も応援してくれています。とてもすてきなカウンターのバーを経営している方が、お店の道具一式を持ってやってきてくださいました。お父さんとお母さんも一緒のキャンプですから、みんなでお酒を飲みましょう、子どもはミックスジュースをシェーカーでつくって飲みましょう、という企画を立ててくれました。私もとてもうれしくて、同じ格好をして参加しました。

また、谷間から立っている木におうちをつくり、ツリーハウスにしました。車いすで渡れるようになっています。ベランダがあって、そこで自然の風を感じることができます。この悲しみや儚さへの共感というのは、すごく大事だと思うんです。

若い世代に伝えたい、生きることへの「うしろめたさ」

それともうひとつ私は、「うしろめたさ」というのがとても重要だと感じています。私たちの病院にいらした土居健郎先生が、日本人の精神構造の中で、「甘え」がとても重要だとおっしゃいましたが、私は、これから「うしろめたさ」がものすごく重要になると思うのです。私はもうすぐ67歳になるのですが、「どうしてこんな歳まで生きたんだろう」という「うしろめたさ」の感じがあります。明恵上人《みょうえしょうにん》という栂尾の高山寺の上人さまがいらっしゃいますが、その方は13歳のときに、「なんで13歳まで生きたんだろうと思った」とご自分で書かれていて、まあ、そういう方は特別ですね。

しかし、ある程度の歳になったときに、亡くなった人のことを考えて「うしろめたさ」を感じる。長く生きているということへのうしろめたさによって、悲しみや儚さへの共感が生まれると思うのです。仏陀ももちろんです。空海、道元、親鸞……、みんなお母さまが早く亡くなられています。

先程話に出てきたドクター・ストーは、日本人より日本人らしい顔をしていらっしゃいました。大学を卒業したあと広島と長崎で仕事をされましたが、「顔は日本人だし、両親は日本で生まれた。しかし、自分はアメリカ人だ。」ということで生じるうしろめたさが、彼のなかに大きく存在していたことを、私は直接聞いたわけではありませんが、そばで仕事をしていて強く感じました。

そういった儚さや悲しみを徐々に考えにくくなっている若い世代に、どういうふうにしたら儚さや悲しみ、そしてうしろめたさの感覚を伝えることができるかというのが、今後の課題だと思うのです。

わが子を亡くした俳人の句

最後に、私の俳句の先生をご紹介します。石川桂郎という方です。もともと床屋さんだったのですが、最後には俳人になられました。1975年に聖路加病院に来られて亡くなりました。これは亡くなる前の句です。「粕汁にあたたまりゆく命あり」。永井龍男さんという作家がお見舞いに来てくれて、たまたま自分がベッドにいなかったので、銀座まで追いかけていって、粕汁を一緒に食べたときの句です。あたたまりゆく「体」ではなくて、「命」

というのがとても重要な感じだと思います。

それから、「甘からむ露を分かてよ草の虫」。お酒が大好きな人でしたが、これはもう自分がお酒はもちろん、水も飲めなくなったときに虫が鳴いているのを聞いたのですね。その虫の舐めている草の露はきっと甘いのだろうな、分けてほしいくらいだ、ということを読んだ句です。

この方は、実は1941年に、最初のお子さんを消化不良で亡くされています。お子さんを亡くす前の句が、「春昼の風呂ぞ父子の肌触れしめ」。女の子だったのですが、お風呂に入れてあげたとき、その赤ちゃんの肌触りに、自分の子どもだということを感じた。そんなひとときしかなかったのだけど、春のお昼のお風呂がとてもよかった、という句です。「破障子児が覗き妻が茶をよこす」。これはもうそういう時代だったのですね。破れた障子から子どもが覗いたり、奥さんがお茶をそこから通してよこしたりしていたのだと思います。子どもの生き生きとした感じがありますね。

しかし、そのお子さんが1歳ちょっとで亡くなります。「堕ちし蛾のあをあを明くる看護かな」。ずっと枕元についていて、明け方近くに蛾が堕ちているのに気づいたときにつくられた句です。もうひとつは、「紫陽花や冷えゆく吾子の髪撫づる」。だんだん冷たくなっていく、髪の毛も冷たくなっていくことに、詩人の敏感な魂が反応した句ですね。それから、骨を納めにいくときの句は、「かなかなに履く足袋ほそき思ひかな」。かなかな蟬が鳴いていて、新しい白足袋を出してそれを履こうとしたけれども、その足袋がいつにもまして細い感じがした、なかなか自分の足が入らないという句です。箱根の強羅ホテルでは、「よその子の歩める霧に立ち止まる」。自分の亡くなった子と同じ背格好の子が霧の中にボーッと浮かんだ、それを見て思わず立ち止まった、という句です。

命の儚さに対する悲しみを、どう伝えていくか

私はこの高野山医療フォーラムの1回目に来ていますが、その記録を見ていたところ、島薗さんが一茶の句をひいておられました。「露の世は露の世ながらさりながら」。露の世というのは知っているけれど、それでもやはり、自分の子どもが死んだときはこんなにつらいという一茶の句です。それから、「似た顔のあらば出てみん一踊り」。これは、落語《らくご》という人の書いた句です。

こういった儚さに対する悲しみが、日本人のなかにはとても大事なものとして残っていました。それを今後、どう伝えていくかということこそが、私たち、長く生きてきた者にとって、とても重要な仕事なのではないかと思います。

この最後のスライドのチイちゃんという女の子は、もともと骨髄移植をしないと治らないような白血病でした。しかし、移植せずに治してほしいとご家族がおっしゃって、一時期はうまくいきそうだったのですが、結局だめでした。今度は移植のためにもう1回入院してこようというときに、お母さんが、「ごめんね。先生たちが言う通りに最初から移植をすれば、こんなふうにはならなかったのに」と言うと、この小学校2年生の子が、「そんなことないよ。なんて言ったって、お母さんとお父さんが一番私のことを考えてくれていて、その考えてくれてる人の決断っていうのは一番正しいんだよ」と答えたそうです。「だから、今度また入院するようになったのは、自分の病気がしつこいからだよ」と言ったと聞きました。

5

たくさんの人が亡くなった後で
——準備のない死をどう受け止めるか

池澤　夏樹

東日本大震災では、未来ある多くの人たちの命が奪われた。高齢で静かに死を迎える「準備のある人」と違い、若く「準備のない人」の突然の死は、周囲の嘆きも大きく、受け入れにくい。震災以来通い続け、親しくなった被災地の人たち、そして年下の友人2人の死と2つの小説を通し、準備のない人の死を人々がどう受け止めてきたかを探る。

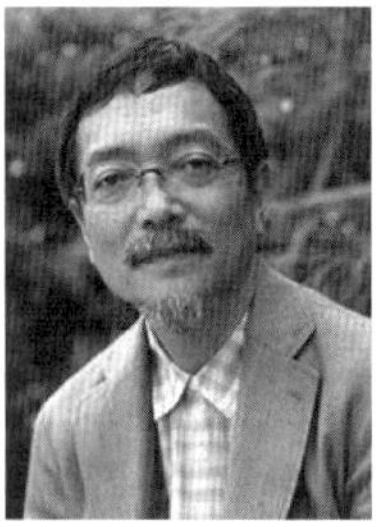

作家。1943年北海道生まれ。小学校から後は東京育ち。以降、3年をギリシャで、10年を沖縄で、5年をフランスで過ごし、現在は札幌在住。1987年、『スティル・ライフ』で芥川賞を受賞。その後、『母なる自然のおっぱい』で読売文学賞、『マシアス・ギリの失脚』で谷崎賞を受賞。『花を運ぶ妹』『静かな大地』『カデナ』などに続き、2011年3月11日の震災の全体像を描く試みとして、長編エッセー『春を恨んだりはしない』を半年後の9月11日に刊行。また、子どもの事故死を扱った長編に『キップをなくして』がある。

被災地の広さを自分の目で確かめる

私は直接の震災体験はありませんが、取材などで被災地には何度も行っています。見てきたことを話すと、たいていみなさん驚かれますが、今日はそうはいかないだろうと思います。

菅野武先生がいらした南三陸町へは、私はちょうど1年前にちょっと行きました。震災の直後から、取材ではあちこちへ行っていましたが、そのうちにだんだんと行く先が決まってきました。同じ場所に何遍も行って、「その後どうした?」とか、「避難所から仮設に移って、ようやく家《うち》が建った」とか、そういう話を聞きに、知り合いや友人たちの所へ通うことが多くなったのです。

２０１１年11月頃、地震の被害は本当にどれほどのことだったのか、自分の目で見ておこうと思い、青森県の三沢という飛行場から、レンタカーで南へ南へと走りました。一番南が福島県のいわき市です。その途中、４泊くらいしたでしょうか。距離にして７００～８００㎞です。

先ほどの菅野先生の、「南三陸のことを、その晩にラジオが伝えていない」「ほかの所の話ばかり」というお話で思い出したことがあります。あれは２０１１年４月８日だったと思いますが、その前の晩から仙台に入って、若林区荒浜という、震災の直後、最初にたくさんの方の遺体が上がった浜に行っていました。

仙台は大きな街ですから、地震で壊れたところはともかく、中心部の見た目の被害はそれほどひどくない。しかし、海岸沿いは、仙台東道路というちょっと高くなった自動車専用道路から海までの間が真っ平らになっています。その頃はまだ片付けがまったく済んでいなくて、家の残骸があちこちに転がったり、積み上がったりしていました。道路が通れないと片付けもできないですから、まず道路がつながりました。

よく晴れたいい日だったのです。空は青くてきれいで、そよ風が吹いていて、潮の匂いがして潮騒が聞こえる。しかし、目の前に広がるのは、延々と続く壊れた家、郵便局、ガソリンスタンド、小学校です。それが、私が海岸の被災地を見た最初でした。

すると、自分のうちの片付けに来ていた女性が、もうそのときには電気も復旧してテレビも見られるようになっていましたが、「どうして新聞もテレビも、ここがこんなひどいことになっているのを伝えてくれないの」と、私に訴えるわけです。でも、「ここから北へも南へも３００㎞ずつ全部こうなんです」とは言えません。そこで８カ月後の11月、被災した広さを全部一度自分の目で見ようと思ったのです。

被災地に通うようになったきっかけ

結局のところ、震災当時に自分は何をしたのか。私自身は、身内でけがをしたり、亡くなったりした人はいません。今、札幌に住んでいて、地震の瞬間には四国におりました。被害とは無関係の所です。ですから、四国の食堂のテレビで見たのが、さっきのような衝撃的な映像です。ただ、年を取った叔母が仙台にいたので、その身が心配で連絡を取ろうとしましたがなかなか取れない。ずいぶん経ってから無事であることを確認して、ちょっと安心しました。ただ、歳が歳ですから、食べるものも電気も水もないマンションの5階で、年寄り夫婦で何とか凌いでいる。寒いから、布団の中でラジオを聞いているだけだと言います。高齢者専用のマンションなので、食べものは、おにぎりが1日2個、おみそ汁2杯くらいは配ってもらえると言います。

3月24日になり、東北道がようやく大型車両だけ通れるようになったのです。それを聞いて、たまたまそのとき東京にいましたから、すぐにまずバスを予約して、それからデパートの地下に行きました。そこで食べものをトランクいっぱい買って、翌日、仙台まで行きました。しかし、まだ余震がひどく、心配です。そこで結局のところ、しばらくうちへ避難しなさいと言って、そのまま2人を青森から札幌へ連れ出しました。持っていった食料は、そのマンションのみなさんにあげてしまいました。みなさん、食料が足りなくて困っていたのです。

その次に仙台へ行ったのが4月7日で、これは新聞の取材でした。8日から活動するというので、前日に仙台入りしました。まだホテルが開いていませんから、そうだ叔母のマンションがあると思って鍵を借りていきました。夕方に着き、早くに食事を終えて寝ていたら、その晩に起こったのが3・11以降、最大の余震でした。よく揺れるものです。横になって寝ている脇へ、トースターや炊飯器がごろごろ転がってきて、そのうち停電になってしまいました。でも、街の真ん中ですし、もちろん津波の恐れはない。そんなふうにして、被災地との付き合いが始まりました。

三人称の死が二人称に近づいていく

それで、何度となく通う。こう、引っ張られるのです。最初に申し上げたように、もっぱらある地域、岩手県の一番南で、気仙地方という気仙沼よりもうひとつ北です。陸前高田、大船渡、住田町の辺りに知り合いが多くできたので、そこへよく通いました。考えてみると、自分は何をしていたのでしょう。行くと、被災地では家が全部流れ、建物が壊れて土台だけが残っている。やがて夏になると、そこに雑草が生え、秋になるとススキが生え、遠くに見える山が紅葉する。そこへ何度も何度も行く。

もちろんそのときどきで、取材とか、誰かに会うとか、何を見るとか、理由はあるのです。ただ、戻ってきてしばらくすると、また行かなければと思って行く。すると、被災してがらんどうになってしまった、何もなくなってしまったその場所が、だんだんにすべてお墓のように見えてきたんですね。それがひとつです。

それから、「人の死には一人称と二人称と三人称がある」と、後でシンポジウムの司会をされる柳田邦男さんが書いていらっしゃいます。一人称の死というのは、自分が死ぬことで、自分の死をどう受け止めるか。二人称というのは、親しい誰かが死ぬことで、君とかおまえとか、あなたと呼んでいた誰かと死別すること。そして三人称は、誰それさん、あるいは2万人という大勢の人、あるいはパレスチナの人など、遠い人たちが死ぬこと。

私にとって、震災で犠牲となった2万人近い方たちの死は、三人称の死です。一番近いのが友人のお母さんでした。それから、大船渡で親しくなった床屋さんのお父さん。しかし、ほかの方たちは、そんなにつぶさに名前や顔を知っているわけではない。でも、それがだんだんに、その人数のままに二人称に近くなってくるのです。そして、広い広い三陸から福島にかけての海岸一帯が、お墓のように見えてくる。がれきが片付いて、次の建物を建てる準備ができれば、たとえば阪神・淡路大震災のときの神戸のように、長田区のように、それはまた違う印象になったでしょう。しかし、津波のときはそれはできないのです。浸水地域には、とりあえず本建築は造らないというルールが、おおよそどこでもつくられました。だから、いつになっても荒涼としていて、とても寂しい。そして、そこに行くたびに、人は死ということをどう受け止めるか考えるわけです。

受け止めにくい、「準備のない人」の死

先ほど、一人称、二人称、三人称という言い方をしました。もうひとつ区別があります。「準備のある人」と「準備のない人」です。年を取った方が、落ち着いてゆっくりと年月を重ね、「一通りのことはした、まあいいか」という顔で逝かれる。このような「準備のある人」の場合、残された側も死を受け止めやすい。

自分の母の場合がそうでした。母は80歳で亡くなりましたが、ずいぶん落ち着いて、「私はいつでももういいのよ」と言っていました。若いときに散々とんでもない苦労をして、

それこそ自殺まがいのことまで考えて、でもそれを抜け、人生後半は静かで穏やかないい日々だったと思います。80近くになってがんが見つかり、「無理に命を引き延ばさないで、静かに逝ってしまうから」と言いました。日野原重明先生がちょっと診てくださったのですけど、あの先生はお元気で、当時でも90何歳かでした。「お母さん、元気になったらそこの庭へ散歩に行きましょう。花がきれいですから」とおっしゃったら、うちの母がつい釣り込まれて、「はい」と言ったのです。それでも、その後亡くなりました。

ただこの場合、私たちは、まあこれでよかったのだろうと思ったのです。あと何年いてくれたら、何が見せられた、子どもや孫の顔も見せられたなど、いろいろあったかもしれない。でも、それはもういいだろうと思いました。

しかし、若い人、あるいは中年の、まだ未来がたくさんある人の命が途中で奪われるのは、非常に受け止めにくいことですね。それを人は嘆くのです。たとえば、先ほど挙げた大船渡の男性の美容師さん。お父さまを亡くしました。彼自身、消防団員で、津波の心配があるからとすぐ水門を閉めに行き、それから走り回ってお母さんと奥さんと一緒に高台へと逃げた。でも、お父さんは別の場所にいて、結局、帰ってこなかった。そこでまず、避難所に移ります。彼は犬をかわいがっていたんだけど、避難所に犬を入れるわけにいかない。だから、避難所の外の小屋に犬と一緒に寝て、あんなに寒いことはなかったと笑って言っていました。

でも、そのうち仮設の店舗ができます。「床屋さんや美容師はいいんですよ。こんなときでもみんなの髪は伸びますからね」と言って、店舗で床屋さんを開き、最初はボランティアでやっていました。私も何回か切ってもらっています。それから仮設の住宅に移って、「まあ、うちなんかは、まだとても運がいいほうです」と言って自分を慰めながら、遺体が見つからないままお父さんのお墓を仮につくりました。

2カ月目の5月11日でしょうか、確か避難所で、たまたま玉子丼が夕食に出ました。お父さんは玉子丼がとても好物だったのですって。そこで、ひとつ余計に作ってもらって、それを持ってお墓に行って供えたそうです。「まあ、もうそのときは諦めていましたからね」と言っていました。そのお父さんの遺体がみつかったのが、２０１２年の1月になってからでした。8カ月くらいかかっています。ずっと南の方で上がっていた遺体のひとつが、お父さんであることがＤＮＡ鑑定で分かった。こんなふうにして、死を受け止めていくんですね。

「準備のない人」の死の受け止め方

これは大船渡の私の友人のお医者さんの話です。地域で何十年も、母親の代から町医者として医院をやっています。あのときは津波が床上まできて、そこでとりあえず止まった。だから一生懸命、看護師さんたちと泥をきれいに掃き出して、震災翌日から医院を開いたそうです。

先ほどの菅野先生の話と一緒で、病気を治すのではなく、生活を維持するために診てきた高齢の患者さんがたくさんいます。何日も経ってからそのうちの1人がふっと来たから「おお、おまえ、生きておったか。よかったな」と言ったら、その老人が「でも、おれより立派な人がたくさん死んだんだ」と言って、泣くんですって。それで、「自分は医者なのに、手を取り合って2人でぼいぼい泣いた」と。あの頃、みんなよく泣きましたね。その先生ももう70いくつで、本当にいい歳なのですけれど、がれきの中を歩いていたら、どうにもしようがなくなって、誰もいないからいいやと思って手放しでわあわあ泣いたと言っていました。

その一方で、「みんな立派だよ」と言うのです。さっきの人にしてもそうだけれども、高齢のお母さんが毎日、薬を飲まなくてはいけないというので、息子さんが親孝行で薬をもらいに来るわけです。息子さんといったって60歳です。前は車で来ていたけど、道路は全部寸断されている。そこで、10㎞先から歩いてくる。道路がないから、鉄道の線路の跡を歩いてくるのです。鉄道もあちこち流されてしまったけど、ともかく歩けた。でも、その間半分はトンネルなんです。暗いトンネルの中を10㎞歩いて、薬をもらいに来る。

ところが、薬が足りないのです。薬はみんな盛岡から来ているのですが、道がない、ガソリンがないので、届かない。今ある分を何とか引き延ばして使うしかない。「すまんけど、10日分やれないんだ。3日分で我慢してくれ」「分かった。他の患者さんにも回してやってくれ」と言って、彼はまた10㎞の道をとぼとぼ帰って行く。3日経つとまた来る。そういう状況でも、「誰も文句を言った奴はいない。天を恨んだ奴はいない。何でおれだけこんな目に遭うんだと、そんなことを言ったやつは1人もいなかった。やっぱり偉いと思うよ」と、彼は言うわけです。

もう1人の友人は、陸前高田の写真家です。非常に凝った、手間のかかった写真を、世界中で撮って回っていた有名な写真家です。ところが震災後、彼は少し方針を変えて、本当に面白半分というか何気なく、自分の町へ帰ったときに撮っていた小さなスナップの類いを見せるようになりました。その中に1枚、亡くなったお母さんの写真が入っているのです。気仙川という川があるのですが、その岸辺のところで、お母さんが自分の小さなカメラを持って撮ろうとしているのを、彼が横から撮っている。何かやっぱり「変わった」と言っていました。

でも、そんなふうにして、たぶんその「準備のない人」の死、つまりいきなりの死を、人は受け入れていくのだろうと思います。私も67歳ですから、自分より年下のたくさんの死者たちに囲まれています。そのときどきでそれらをどう受け止めたか、この間から考えています。

友人・星野道夫の死

1人は、星野道夫という写真家でした。彼はアラスカに行き、ネイチャーフォト、つまり自然の中で風景や動物を撮って、自然が人間にとって持つ意味を見出します。すばらしい写真家でした。歳は私より少し下くらいです。ところが彼は、十何年か前に、シベリアでテレビの取材の手伝いをしているときに、熊に襲われて死んでしまいました。まったく突然のことでした。私たち友人は、ただもう仰天するしかない。でも、私は彼ととても気が合ったし、彼の仕事も大好きだったので、その彼がいなくなってしまったことを何とか自分に納得させて、前へ進まなければいけない。

そのときに感じたのは、悲しさ以上に悔しさでした。あれだけアラスカを知っていて、あれだけすごい写真を撮って、そしてそこにひとつの哲学を創り出す。そんな男がどうしていきなりいなくなってしまうんだ、と。でも、それは悔しさだったから受け止め方はあったのです。

それから私と他の彼の友人たちは、その頃はさほど知られていなかった星野道夫という名前を日本人に宣伝して歩きました。写真展を企画して、講演会を開いて、たくさん文章を書いたのです。結果として私は、本1冊分の仕事を、死んでしまった彼と一緒にやりました。そうすることで、彼の不在を受け入れたのでしょうか。

彼の死からかなり歳月が経ち、もう自分は大丈夫と言ってもいいのかもしれないけれど、やはり悲しいです。歳月が流れれば、悲しみが消えるわけではない。言ってみれば、誰もがずっと、死者と連れ立って生きていくわけです。でも、彼の場合は彼の残した写真がある。それから幸いなことに、展覧会もあちこちで開きましたから、ずいぶん多くの人に写真が見られ、彼は日本人に受け止められました。そういう意味では、「私たちはやるだけのことはやったよね」と言えるところまではいったのです。

年下の詩人の死

もう1人思い出すのは、これも若い頃からのちょっと年下の友人です。この人は、詩人でした。若い頃、アメリカを放浪して、私がギリシャに住んでいたときに、たまたまギリシャ人の奥さんと一緒に私のところへ遊びに来て仲良くなったのです。その後、私が日本に戻ってから彼らも戻ってきて、長い、よい付き合いをしました。

ところが、小さな会社を経営していた彼のお父さんが亡くなります。その詩人というのは、まあどちらかといえばそれまでふらふらしていたのですが、会社を継がなければいけなくなった。何十人か人を雇っているから、みんなを路頭に迷わせられないと言って、その放浪の詩人は小さな大阪の会社の社長になりました。そして、「もう詩を書いている暇はないから、俳句なんかやっているのですよ」と言っているうちに、うつ病になりました。

重くてなかなか治らなくて、一進一退だったのですけども、途中からは私が訪ねて行っても出てこなくなります。電話で話すと、10分くらいで「夏樹さん、電話してくれると本当にうれしいんだけど、僕、これくらいが限度なんだ」と言って、電話を切ってしまう。そして3年前でしたか、結局、自分で死んでしまいました。これは本当にもう、ひたすら悲しかったです。彼と話ができない、会えない、そしてその後の、たとえば私を知らない。いなくなってしまうというのはそういうことで、それを何とか耐えて、覚えて生きていかなければいけないのです。

キップをなくした子どもたちのお話

2つの小説の話をします。ひとつは、自分が書いた話です。子ども向けのファンタジーのようなものを考えていました。きっかけは、こういうことなのです。ずいぶん前ですけれど、自分の小さい子どもを連れて東京で電車に乗ろうと思って、大人の分と子どもの分のキップを買った。親が持っていればいいのですが、子どももそうそう小さいわけではないから、自分の分を渡して、「キップをなくすんじゃないよ。キップをなくしたら駅から出られなくなるよ」と言いました。今はすっかり変わってしまいましたが、日本の駅は出口でもキップを回収しますから、なくしてしまってはいけない。

では、1人で電車に乗っていて、キップをなくした子はどうなるか。そういう子どもたちだけが集まって、東京駅の中で暮らしているという話を考えたのです。中学生から小学校2年生ぐらいまでの十何人かの男の子と女の子が、子どもたちだけで勉強をしている。

これは一種の魔法の世界で、駅の中にいる限り食べるものはただです。着るものは、遺失物の中から古いのがもらえます。教科書や何かは、駅の中の本屋さんからもらえます。そして親や学校には、心配は要らないということがなぜか伝わっている。

そういう状態で、4月から7月までみんなで一緒に暮らす。駅の改札の内側なら、どこに行ってもいい。ということは、たとえば、中央線で甲府まで行き、駅弁を買ってきたりしてもいいのです。そういうシチュエーションを考えました。

「ミンちゃん」が自分の死を受け入れるまで

細かい部分を考えるのは面白いですから、十何人かみんな性格が違い、乱暴な子もいれば、おしゃべり好きな女の子3人組もいる、というようにつくっていきました。そのうち、自分でもふっと気がつかないうちに、不思議な女の子を1人用意していた。ミンちゃんというのです。話の語り手は、イタル君という新しくグループに入った子なのですが。

イタル君が見ていると、ミンちゃんはなぜか、みんなでわいわいご飯を食べるときもほとんど食べません。イタル君は気になって仕方がない。「ミンちゃん、どうしてご飯食べないの。おなかすいちゃうよ」と言うと、ミンちゃんが「いいの。私は死んだ子だから」と言うのです。話を聞いてみると、ミンちゃんは学校で頭が痛くなった。「早引けします」と言って帰る途中、電車通学のミンちゃんが駅のホームを歩いていてふらっと落ちたところへ電車が来て、死んでしまった。だけど、自分が死んでしまって向こう側の世界に行かなければいけないということが、どうしても納得できない。

これは東京駅が舞台なのですが、駅長さんが出てきます。この人も幽霊です。本当の駅長さんではなくて、もっと象徴的な意味での駅長さんが出てくる。それでミンちゃんは駅長さんに頼んで、駅の子たち、つまりキップをなくした子どもたちとしばらく一緒にいることになった。でも、どうするのか。死んでしまった身で、こちら側にいつまでとどまれるのか。何がきっかけで向こうへ行けるか。ずっとこっちにいてもいいのか。ミンちゃんは必死で考えるし、みんなも彼女を応援しながら考えます。

7月になり、夏休みが来ます。夏休みには、子どもたちはもう駅を出て家に帰るのです。ミンちゃんは1人になってしまう。その時期までミンちゃんは自分で一生懸命考え、つらい思いをして、2、3カ月かけてようやく仕方がないんだと納得する。そしてイタル君に頼んで、夜中にお母さんのところへ連れて行ってもらうのです。お父さんはいないのです、お母さんと2人きりの家族だった。

夜中にお母さんの、つまり自分が住んでいたうちへ行って、別れを告げる。そこではミンちゃん、大変しっかりしていて、「もう仕方がないから行く」と決めています。おばあちゃんがその前に亡くなっているので、「おばあちゃんのところへ私は行く」と言います。お母さんは泣き崩れる。ほとんど夢の中にいるわけなのですが。「でも、こういうことは決まっているんだから、死ぬってそういうことでしょ。だからこれでさようならだからね」と言って、ミンちゃんは外へ出て、付き添いのイタル君と一緒に近くのベンチに座って、そこから大泣きに泣くのです。

翌日、駅長さんに「もう行きます。大丈夫です。でもそのために、去年亡くなったおばあちゃんに迎えに来てもらいたい、天国から」と言います。そこで、駅長さんが「わかった。じゃあそうしなさい。おばあちゃんのお墓はどこなの」と尋ねるのですが、それが北海道の果ての果てなんです。日高本線の先の、春立という所です。そこで、じゃあみんなで送っていこうというので、夏休み前、子どもたちが十何人で北海道までの大旅行をする。それが話の最後のクライマックスです。そして、春立のお墓でおばあちゃんが現れ、「よく気持ちを決めたね」と言って、2人は行ってしまう。

これが、『キップをなくして』というタイトルの小説です。書き始めたときはこんな展開にするつもりはなかったのですが、ふっと出てきてしまった。ミンちゃんが一言、「私、死んだ子なの」と言ったところから、話がある意味ぐんぐん大きくなって、〝そうか、自分は本当はこういう話が書きたかったんだな〟と遅ればせながら気がつきました。小説家にはいろいろなタイプの人がいて、あるいは小説の書き方にはいろいろあって、私は普通だと、最後までプロットをつくり、エンディングはこんなふうにしようと決めて始めます。でも、このときばかりは本当にいきなりでした。

四十九日の間に、死者自身と周囲が死を受け入れる

どうしてそんな話が出てきたのかなと思って考えてみると、ひとつに、四十九日というのがあります。人が亡くなって、四十九日はまだこちら側にとどまっていて、その後に向こうへ行く。ここで仏教のことを私が口にするのも口幅ったいのですが、中有とか中陰といいますね。私はチベット文化圏に何遍か行っているので、そこでチベット仏教を知りました。たとえば、『チベット死者の書』という有名なものがありますが、人が亡くなると、しばらくはまだ中間の段階にとどまっていて、準備ができると向こうへ行く。そういうふうにして、まず死者自身が、自分が死んだことを自分に対して納得させる。あるいは周囲もまた、四十九日の間だけは死者がまだそばにいると思って、供養をして、別れを告げる。そういう段階を踏まないと、死が受け入れられない。

冷酷な言い方をすれば、死者は死者となったときからいないわけですから、その後に行われる葬儀は、むしろ残された人たちを納得させるためのものですね。何とか納得しなければいけない。だからまず、1人ではできないことをみんなでしようと思って、集まってもらう。そして、きちんきちんとステップを踏んで儀式をすることで、もうその人が帰ってこないことを理解する。でも、自分が覚えている限り、その人はいるわけです。記憶にある限り、ある形で、死者は残された人たちの中にとどまっている。それが歳月が過ぎて、だんだんにそういう人たちが減っていくと、次第に薄れて消えていく。そう考えれば、わからないではないと思います。

主人公の死が決まっていた『静かな大地』

先ほど、小説の書き方として、最後までプロットを決め、エンディングもほぼ決めてから書き始めると言いました。私はあまり自分の登場人物、主人公を死なせないのですが、ひとつだけ、最後は主人公を死なせるしかないと思って書いた話があります。これは自分の祖先の話で、淡路島から北海道に開拓に入った、私の4代前の祖先たちです。

明治5年（1930年）くらいに入り、先ほど出てきた春立で、アイヌの人たちと一緒に山を開いた祖先がいました。牧場をつくり、馬を飼い、牛を飼い、稲を作ってみたけども、達成できなかった。そういう一族がいたことを子どもの頃から聞かされていましたから、一度書いてみたいと思い、長い小説にしました。

これは、現実に沿って書いていったものです。アイヌと一緒に働くということが、日本の普通の人たちからはとても奇異に思われていた時代です。今でもそうですが、当時は差別が酷く、本当に官民を挙げて弾圧に掛かっていた。しかし、私の祖先はアイヌと仲がよかったものですから、いろいろな形で追い詰められていきます。

私の曽祖父の兄である主人公は、なかなか人望があり、よくやったのですが、最後は自殺しています。奥さんが産褥死して、そのほかにも牧場がうまくいかなかったことなどが重なって、奥さんの10日後に死んでいるのです。それは、歴史的事実として残っている。だから話に書く以上、嘘は書けません。一時は栄えていた牧場がだんだんと衰えてきて、いじめられたり、せっかく立派に育った馬が売れなかったりと、状況は悪くなっていくのです。

この小説は新聞連載だったので、あと2カ月ぐらいで終わるかなという時期になると、勘のいい読者の方から手紙が来るのです。「どうかお願いですから、三郎さんの身に悪いことが起こらないようにしてください」――困ったなあと思いました。そこで、この話をハッピーエンドにするのは、偽善なんですよね。なぜなら、ハッピーエンドにはなりようがない時代だし、なりようがない運命だったのですから、それはできなかった。これが、最後まで決めたうえで書いた話の例です。

死を見ざるをえなかった者の証言

ただ、私が最初に「2つの小説の話をする」と言ったのは、『静かな大地』という今の自分の祖先の話ではなく、フランス人のある作家が書いた、『永遠の子ども』という話です。フィリップ・フォレストという私の友人ですが、彼は日本文学の研究者で、大江健三郎さんなどを研究していて、日本語もよくできるし、詳しい。しかし、研究者であって、作家ではありませんでした。

彼のポーリーヌというお嬢さんが、3歳のときに病気になります。骨肉腫という骨のがんです。子どもに多い病気ですが、とても治りにくい。さまざまな治療をして、苦しい思いをしながらもがんばった。親はもう必死で看病して、少しでも楽しい時間をつくろうとしました。でも、1年後に亡くなるのです。娘が亡くなった悲しみを、どうしていいか分からなかった彼は、それまで書いたことのない小説を書くことにしました。

小説には、ポーリーヌという自分の娘との、生まれたときからのできごと、特に病気になってからの治療について、そしてその合間、合間に何をして遊んだかを書きました。また、それまで親の目だけから見ていましたが、娘は娘でいろいろなかたちで、たとえばアニメを通じて一種の社会性を持っていました。ポーリーヌは「セーラームーン」が大好きだったのです。短いけど、そういう人生がありました。

彼は、自分の体験を一般化するために、同じように子どもを亡くした親の話、ビクトル・ユーゴー、ステファヌ・マラルメ、ジェイムズ・ジョイスなどの作家たちの伝記を読んで、自分に重ねてみます。日本では、小林一茶や中原中也でしょうか。そうやって自分の物語を普遍化して、それを喪の仕事とすることで、娘の死を乗り切ろうとしました。そして、小説にすることによって、亡くなった子どもを「永遠の子ども」にしたのです。

少し硬い文章ですが、私が書評で書いたさわりの部分を読みます。「そして、偽善との闘い。病気の子どもを持った親は、健常な人々の同情にさらされ、悲劇の主人公という役割を押し付けられる。この作品がいわゆる難病ものという通俗的なジャンルに分類される恐れは多分にある。作者は、作者であって父親ではないです。父親は十分、悲劇的なんですから。作者は先回りしてそれを警戒する」。

次に、小説の中の文章です。「評論家が口をそろえて言うだろう。これほど深刻なテーマを扱っているにもかかわらず、大げさな悲壮感という障害を避けている点で、この作者の優秀さがわかる」。ということは、「結局のところ、現代人は死を正面から見ないようにしている。ショックを軽減するための仕掛けが二重三重に用意されている。死を見ざるをえなかった者の証言を聞くふりをしながら、実は聞かずに済ませようとする。この小説の神髄は、その仕掛けを乗り越えようとしているところにある」。

今の時代、死が見えません。死をないことにしようと、ぎりぎりまで清潔な病院のベッドで横になっていると、見えないのです。生と死は、ちょうど同じだけの重さがあるはずですが、生の側ばかりが強調されて、死のことは誰も口にしない。いざとなったらお医者さんがやってくれると思っている。その先にも、葬儀屋さんがいる。そうして毎日は続いていく。

しかし、そうではなくて、先ほど私は「準備がある人」「準備がない人」と言いましたが、それなりに自分たちが気持ちのうえで準備をしていたら、そして準備していることを周囲にうまく伝えられていたら、いざというときにもう少し楽なのかなと思ったりもします。でも、それは非常に難しいですね。考えてはいてもわかったふりができないテーマだし、今日はこのあと、本当に死について深く考えていらっしゃる先生たちがお話しになるので、私はあまりいいかげんなことを言わないようにしておきます。

災害への備えを謙虚に学ぶ

最後に、震災取材の中で聞いた、死の準備ではありませんが、災害への備えの話をします。石巻のある新聞社が、震災の後でとても有名になりました。石巻日日新聞といいます。この新聞社は、津波で輪転機が全部濡れてしまった。電気も復旧せず、濡れた機械も動かせず、新聞が刷れなくなりました。幸い、編集部は2階にあったので、みんなそこへ逃れたために、社内で亡くなった方はいませんでした。

記者たちみんなで集まって、「これじゃ新聞は出せない。出しても配れないな」と話していたら、編集長が言います。「今被災した人たちが一番欲しいのは、ニュースなんだ。ニュースを集めてきて配るのが、新聞社の仕事だ」。記者たちが、「でも、新聞は今作れないじゃないですか、機械が動かず刷れません」と答えたところ、「壁新聞でいいんだよ」と編集長は言ったのです。

そこで、新聞記者の若手たちが、水の中を泳ぐようにして市役所まで行き、いろいろニュースを集めてきて、新聞用紙は残っていましたから、それにマジックで書くんです。編集長が1枚手書きで作ると、社員がみんなで手分けして6枚に増やす。それを6カ所の避難所に持って行って貼ったのです。

これはすごいことだと、先ほどの菅野先生と同様、評判になりました。この新聞は世界中何カ所かで展示され、新聞社はジャーナリストの賞をもらったのです。立派なことです。ところが、この編集長が私に言うのです。

「壁新聞を、みんながジャーナリスト魂だと言うけど、あんなこと当たり前でしょう。それよりもうちは負けたと思ったのですよ。この場所に社屋があったから津波で流れてしまった。大船渡の東海新報という新聞社は、最初からこういう事態を予想して、崖の上に10年も前に社屋を移しています。自家発電の装置も全部持っている。だからあそこは被災後も新聞が途絶えなかったのですよ」。

そういう教訓もあるのかなと思いました。何か散漫な話でしたけども、これで終わります。ありがとうございました。

6

養老孟司の考えるスピリチュアリティ

養老　孟司

私たちが感覚でとらえる世界は、本来一人ひとり異なるものであり、私たちは一生、他人とは違う世界を生きている。現代の情報化社会は、この感覚的な違いを均一化してしまった。しかし、情報が決して変化しないのに対して、変化し続けるのが人間だ。病人のケアにかかわるには、相手と自分の違いを認識し、その上で相手を理解しようと努めることが大切である。

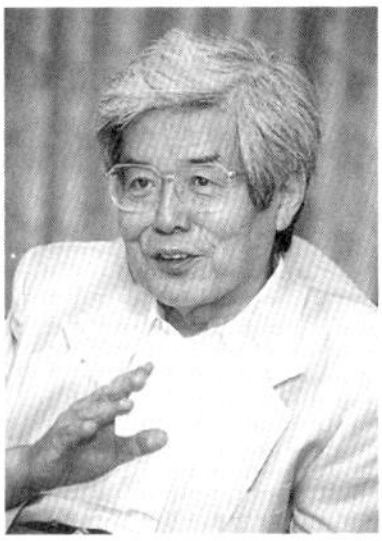

東京大学名誉教授。1937年、神奈川県鎌倉市に生まれる。1962年、東京大学医学部卒業。1年のインターンを経て、解剖学教室に入る。以後解剖学を専攻。1967年、医学博士号取得。1981年、東京大学医学部教授に就任。東京大学総合資料館長、東京大学出版会理事長を兼任。1995年、東京大学を退官。1996年、北里大学教授に就任（大学院医療人間科学）。1998年、東京大学名誉教授。2003年北里大学を退職。

1989年『からだの見方』（筑摩書房）でサントリー学芸賞を受賞。2003年『バカの壁』（新潮社）で毎日出版文化賞を受賞。

主な著書　『ヒトの見方』（筑摩書房）、『唯脳論』（青土社）、『涼しい脳味噌、正続』（文藝春秋社）、『死の壁』（新潮社）、ほか多数。

はじめに――こころと物の二元論の誤謬

私の専門は、亡くなった方、つまり手おくれの患者さんを診ることです。要するに、命もなければ魂もない人間、人間から人間的なものをすべて取り去った残り――つまり、死体を研究するのが私の仕事です。こんな私がなぜ、最初にスピリチュアリティについて話をするのか。しかし、逆の見方をすれば、私が扱っていなかったものこそがスピリチュアリティであると言えます。ですから、違う分野から話せというのが、主催者の意向であろうという結論に至りました。

何かを考えるときに、「何かでない」ものから考えるということを、私は若いときからしていたような気がします。お金の使い方について考えるときに、お金をどう使うかではなく、お金がないときにどうするかを考える。私には、「ない」ということから、つまり、逆さまにものを考えるという癖があるようです。しかし、こういう思考法は、案外役に立つような気がします。たとえば、生きるということを考えるのに、先に死ぬとはどういうことかを考える。そのあとで、生きているとはどういうことか考える。そうすると、割合に考え落としがないような気がします。

私が扱ってきたもの、つまり死体ですが、なかには乱暴な言い方をする人もいて、人間も死んでしまえばただの物だろうと言います。しかし、こういう言い方ができるのは、物の世界が存在するという暗黙の前提があるからなのです。近代科学や、多くの人は、物の世界というものがあると考えています。これに対して、もう1つ別の世界があると考え、それを昔から、「こころ」「スピリチュアリティ」「魂」など、いろいろな名前で呼んできました。この2つの世界の暗黙の境界線を非常にはっきりしたものだと考えて、物の世界を扱うのが科学だと思っている方が大半ではないでしょうか。

こういう考え方は、はっきりいえば古い。古いというより、間違いです。なぜなら、たとえ物理学であっても、考えているのは物理学者でしょう。物理学者が寝てしまえば、物理学もなにもないわけです。眠って意識がないあいだに、物理学を考えている人はいません。

では、意識の世界がすべてなのでしょうか。意識で考えて、ああだこうだと言っているのが現代の社会です。眠っているあいだのこと、意識のないあいだのことを重視しないという意味で、現代社会とは、いわば眠らない人の社会です。しかし、本当に眠らない人などいるでしょうか。人生を考えるとよくわかるのですが、寝ている時間が一生に占める割合はかなり大きいのです。私は誕生日がくると70歳になりますが、たぶん、その3分の1

ぐらいは寝ていたと思います。睡眠時間も私の人生の一部です。そうすると、寝ているあいだの人生というのは何なのかという疑問が、当然わいてくるわけです。

物とこころのあいだに線を引くと言いましたが、寝ているあいだ、何が存在するかというと、からだは間違いなくあります。寝ている本人にはわからないのですが、周りの人は「あいつは寝ているぞ」と確認しますから。物の世界はたしかに存在します。では、物の世界とこころの世界を切る線というものがあるかどうかを考えます。おそらく、その線もあるのです。それはどこにあるか。その線が物の世界の側にあると考える人は、おそらく、線は客観的に外の世界に引かれていると思っています。変な言い方ですが、物の世界の中に、物と物でないものの境があるだろう、われわれの意識とは無関係に存在しているだろうと。でも、私はそうは思いません。だって、私にとっては寝ているときは世界は存在しないのですから。

こころ、魂、スピリチュアリティの世界があって、それとは別に物の世界があるという考え方は、わかりやすいものの、あきらかに俗説なのです。つまり、ごく普通にそう思われているけれども、よく考えてみると辻褄《つじつま》が合わない。それでも、世界がこういうふうに2つに割れて、物の世界とそうでない世界があるという考え方は、たしかに成り立ちます。しかし、その成り立ち方が問題なのです。どうして、そのようなことが成り立つのでしょうか。

脳科学・コンピュータ科学としての般若心経

あるとき、お経を読んでいて、あぁ、と思ったことがあります。お経といっても、私が読めるお経はせいぜい般若心経ぐらいですが、おもしろい言葉がありました。「五蘊《ごうん》」という言葉です。五蘊とは何かというと、5つのものを指しています。一番上が「色」で、「受」「想」「行」「識」と続きます。これは、私たちが2つに割っている世界――物とこころといっていますが――と関係があるなと思ったわけです。

どういうことかというと、「色」といっているのは、おそらく物の世界のことです。なぜなら、今外に出れば、すべての物に色がついています。見る物、見る物、ことごとく色がついています。そのお経が書かれた時代に、それを「色」という言葉で表したのではないかと思います。

「色」という言葉には、見ている「私」がちゃんと入っています。西洋哲学では、物質というものが、われわれを離れて存在しているというように考えます。しかし、われわれを離れてそういうものが存在しているかどうかは、実はわかりません。それを西洋哲学の伝統のなかで言ったのはカントです。カントは、「物自体を知ることはできない」というギリギリの表現でそのことを言いました。大ざっぱな言い方をすると、物自体、つまりコップそのものをわれわれは理解できるかという問いに対して、私はコップではないからわからないとカントは答えたわけです。ところが、「色」という言葉には、物と私たち（意識）を分けているのは、われわれだろうということがきちんと含まれているのです。

それでは、「受」とは何かということを大まかに説明します。

脳みそは何をするかというと、感覚（器）から物を入れます。目で見ること、耳で聞くこと、みんな脳へ入っていきます。確かに入るのですが、それはやはり、受けると言うしかないのです。外側に何かあるのだけれども、それを「ある」と言うことはできません。カントが言ったように、私たちは物自体を知ることはできないので、はっきり、あるかないかはわからないからです。われわれがあると思っているものが色と混ざって、それを感覚で受けるのです。生物学的にいえば、受け取ったものは脳の中ですべて電気信号に変換されます。それから、脳内を電気信号が走り回り、ある種の計算――コンピュータ用語では演算といいます――が行われます。これが「想」です。そして、最後にその結果が出てきます。人間の場合、これはすべて肉体の動きによって行われます。私も今、脳からの出力を行っているわけです。どうやっているかというと、筋肉を使っています。五蘊の４番目の「行」というのは、この出すところ、つまり運動です。
いつも言うのですが、人間が意識的に何かを外へ出す、表現するためには、筋肉を使うしか手段がありません。声を出す、コンピュータを打つ、うなずく、これらはすべて筋肉の動きです。表情をつくるのも同様です。臨床の現場にいらっしゃる方はよくご存知かと思いますが、ＡＬＳ（筋萎縮性側索硬化症）の末期の患者さんは、顔の筋肉が一切動きませんから、何を考えているのか他人が知ることは困難です。そういった患者さんに意識がないかというと、もちろんあります。ただ、ここで強調しておきたいのは、人間が外部に何かを表出する、つまり脳から何らかの出力を行うには、からだの動きしかないということです。

このことは意外に意識されていません。とくに、スピリチュアルなことに重点をおく人に、その傾向があります。そういう人は、からだなど動かなくてもいいと思っているのかもしれませんが、実はからだが動かないと、こころの中で起こっていることを伝えることはできないのです。これを私は非常に大事なことだと思います。外部にある物を色として受け取り、それをもとに演算が起こり、運動として外へ表出される。そうしたプロセス全体を、私たちは意識しています。このプロセス全体を意識すること、これが「識」です。仏教は私はこの五蘊というのは、脳機能をまとめて述べたものであると解釈しています。

非常に古い脳科学なのです。

「五蘊皆空」の「空」も、なかなかおもしろい言葉です。ここに、すでにコンピュータの考え方が出ています。何を言っているんだと思う人もいるかも知れませんが、無と空とは何かというとゼロと1です。ゼロというのは「ない」ということです。たしかに、代数ではゼロは「ない」ということです。何かにゼロを掛けてもゼロです。しかし、幾何では、ゼロ点があり、プラス1という点がある。プラス2という点があり、さらにはマイナス1という点もある。X軸とY軸を書けば、デカルト座標になります。

幾何の世界では、ゼロはあるのです。代数ではない。しかし、やはりあるのです。あるけれどもないという、非常に奇妙なものがゼロである。それをおそらく般若心経では、無と空として使い分けているような気がします。つまり、無が代数的なゼロで、空というのは幾何的なゼロです。幾何的にはゼロは存在するけれども、幾何学的ゼロにも中身はありません。空です。

よく知られているように、西洋哲学ではギリシャ・ローマ以来、ゼロというものをタブーにしてきました。近代数学が成立して、はじめてまともにゼロを扱いはじめたのです。なぜ、ゼロは扱わないかというと、ゼロを扱うと無限という概念が出てきてしまうからです。

これ以上、抽象的なことをいうと、それこそかなりの方の意識がなくなると思いますので、この辺でやめておきます。

感覚の世界は、客観的な世界ではない

言いかけていたことに戻りましょう。この「色」に代表される、いわゆる物質的世界というものを西洋科学では前提にするけれども、その物とそうでないものを分けているのはわれわれだと、先ほど言いました。では、その2つの世界をどう分けているのか。受けるところ、つまり感覚から受けるところと、中に入って計算や演算をするところ（「想」）で分けてしまうわけです。どういうことかというと、こちらの世界で受け取ることができるものが物の世界です。定義すれば、物とは五感のすべてに訴えかける対象です。もし、何かが五感のすべてに訴えるなら、それは物ということができます。

まだピンとこないでしょうか。目にしか訴えないものがあります。たとえば、夕焼けです。夕焼けは物でしょうか。風は肌で感じることができます。しかし、見ることはできません。風は物でしょうか。しかし、私の手に持っているサインペンは物です。なぜこれが物かというと、目に訴えるし、耳に訴えるし、舌に訴えます。ともかく、訴えるのです。五感のすべてに訴えるもの、それを物というのです。

そうすると、物の定義をするのは私たちの側となります。世界に物があるのではないのです。感覚でとらえたものと、それを脳の中にもち込んだときとを、われわれはちゃんと区別しているのです。どちらも脳ではないかと言う人もいるでしょう。私が今言っていることも意識だろうと。それはそのとおりです。しかし、その意識というのはおもしろいことに、こういう世界があり、このような世界があるということを、ちゃんと区別できるのです。

色という世界、受けるという世界、今流に言えば感覚の世界は、どういう特徴をもっているかというと、私たちが感覚でとらえる世界は、絶対に同じにならないということです。このことは、しつこいくらい言いたいと思います。奇妙に思う人もいるかもしれませんが、これを言わないと、現代社会は救われないのです。

どういうことかというと、今、私はここに立っています。仮に、会場の皆さん全員が私を見ているとすると、1人ひとりの目に映っている私の姿で同じものは1つもないのです。しかし、現代社会においては、誰一人として同じ姿を見ている人はいないのだということを忘れさせる装置を徹底的につくっています。そのことを気にしている人は、この会場には誰もいないかもしれません。皆さんの一人ひとりの目に映っている私の姿が違うというのは小さな違いであって、そんなことは問題ではないと思っている人が大半でしょう。でも、それは間違いです。もしそう考えるなら、スピリチュアルケアなんておやめなさい。スピリチュアルというのは、1人ひとり人間が違う、そこから来ているのです。感覚に関していうなら、皆さんは一人ひとり、他人とは違う世界を必ず生きていて、死ぬまで違う世界にしか生きられないのです。

現代社会と情報化社会と「想」

現代は、情報化社会であると言われています。情報化社会の最大の特徴は、こういった感覚的な違いというものを、消してしまうということです。感覚的な違いを消してしまい、そんなもの大した違いではないと言う。しかし、その瞬間に何が起こるかと言うと、一人ひとりの違いが消えて、同じ人ばかりになってしまいます。だから、世界を見ているとよくわかるのですが、世界中が同じになってしまうのです。

どうして人間はそんなことをするのか。感覚の次に出てくるこの「想」という世界は、同じという世界だからです。私たちの意識は、同じという世界をつくります。どういうことかというと、同じという働きがなければ、人間は言葉を使うことができません。

よく動物を例にとって言うのですが、愛犬家は「家の犬は家族のだれが呼んでも、名前を聞くと飛んでくる。だから、家の犬は自分の名前ぐらいわかっている」と言います。しかし、これは間違いです。犬は、家族のそれぞれが自分を別の名前で呼んでいると思っています。お父さんがポチと言うときは、低い声で言います。お母さんがポチと言うときは、高い声で言います。犬は感覚の世界に住んでいるので、聴覚についていうなら、音の高さをまず聞いてしまいます。低い声で言われたポチと、高い声で言われたポチ、犬にとってこの2つはまったく別の名前です。

高い音、低い音を絶対的に区別することができる能力、これを人間の世界では絶対音感と呼びます。小さいときから楽器の訓練をすると、絶対音感を持つことが多い。だから、絶対音感は小さいときから訓練しないとつかないと昔から言われていましたが、それは違います。なぜなら、サルであれ、犬であれ、調べてみれば動物は皆、絶対音感があるからです。人間も動物ですから、絶対音感があるに違いないのですが、私たちはなぜ絶対音感を失ったのでしょうか。絶対音感を失わないと何が困るのか。お父さんが勉強をしろ、手伝いをしろと言い、お母さんが同じことを言ったときに、それは違う言葉だと思ったのでは言葉が使えません。だから、せっかく生まれたときにはもっていた絶対音感を、言葉を覚える一方で一生懸命つぶして消すのです。

私の姪は、絶対音感がありました。私が訪ねて行ったとき、たまたまカラスが鳴いたりすると、「おじちゃん、今のカラスの鳴き声はピアノのここだよ」と弾くことができました。それが絶対音感です。絶対音感のある人がこの中にもいると思いますが、そういう人はおそらく、言葉の理解にほかの人と少し違うところがあると思います。なぜなら、高い声で言われたことと、低い声で言われたことが違って聞こえるはずだからです。

皆さんの多くは、それがありません。ということは、相対音感に変わったということで、その相対音感に変わることを、音楽の世界では音痴といいます。音痴を医学や科学で定義したのは、私が最初です。どういう定義かというと、音の高さは違っていても、同じ曲だと信じて歌える能力です。しかし、そこに一定の能力が出てくるのです。

目覚めるときは、いつも同じ自分

目が覚めたときに、いったいこれまでに自分が何度、目を覚ましたか考えたことがあるでしょうか。私たちは、何度でも目を覚ますのですが、目を覚ますときに何が起こりますか。そう、意識が戻ってきます。しかし、意識が戻ってくるというのは、本当には何が戻ってくるのでしょうか。

電球だと、スイッチを入れると灯りがつきます。意識が戻るのは、灯りがつくのに似ています。意識というのは働きですから、物が戻ってくるわけではありません。何らかの働きが返ってくる。灯りがつくというのがまさにそうで、灯りがついたときに、電球が戻ってきたという人はいません。電球は戻ってきません。初めから、そこにあるのです。からだがそうです。からだは初めからある。脳みそも初めからありますが、そこに意識という働きが戻ります。問題は、その働きとはどういうものなのかということです。

目が覚めた瞬間、私たちがどう思うかというと、「私」が戻ってくると感じます。その「私」とは、どんな「私」でしょうか。眠りにつく前と同じ「私」です。同じ働きが戻ってきたら、それは同じと言うしかないのです。いつも同じ私が戻ってくるというのは、驚くべき能力です。

感覚の世界はどうでしょうか。世界に同じものは2つとしてありません。たとえ100個、区別のつかないコップが並んでいたとしても、それは全部違うものです。それを同じと頑張る人がいたら、私は1個ずつ、順繰りにペンキで番号をふります。1番から100番まで。そうすれば、必ず区別がつきます。しかし、そうする前から、違うに決まっているのです。なぜなら、置いてある場所が違うからです。そういうことを判断するのは、すべて目です。

それに対して、意識の中で起こる働きは、何と、「同じ」という働きです。これは人間がもった、非常に強い働きです。私が言っているのは、この働きが優先してくる社会が情報化社会だということです。感覚を消していって、同じにしていくのが情報化社会であり、私たちはこの「同じ物」を情報と呼びます。

情報化社会の弊害

ビデオに撮れば、NHKのニュースは同じものを何回でも見ることができます。般若心経にしても、鳩摩羅什《くまらじゅう》と三蔵法師の翻訳の両方あるようですが、その時代から、書かれたものは一言半句変わりません。私が今話していることも、その場限りのこととは思っていただけません。録音すると、私が話したことは消えません。その録音を再生するたびに、同じ話が出てきてしまいます。700年前に書かれた平家物語は、いまだに同じものが出版されます。情報化された瞬間から、ものは変化しなくなります。つまり、「同じ」です。なぜ情報を扱うか。意識は「同じ」という働きですから、同じもの（＝情報）しか扱わないのです。

医療でいえば、検査の結果は情報です。血圧は、時々刻々変化していくでしょう。ところが、それを測って書くと、その瞬間の数値だけがその人の血圧ということになってしまう。学校の成績が典型的です。学校へ行くと、当時の成績をとってあります。

情報は変わりません。ところが、人間はひたすら変わるのです。その区別がついてない人が、すごく増えたような気がします。そういう人が、「私は私、同じ私だ」と言うのです。同じかどうかわからないだろう、同じなわけがないだろうと、私は言いたいのです。私がずっと同じ私だったら、白髪になるはずがない。生後50日目の、お宮参りの写真がアルバムに貼ってありますが、今も同じ私なら、赤ん坊のままです。

人間が、ずっと同じなわけがないのです。そういうことがわからない人が、人のケアをできると思いますか。一人ひとりが、感覚の世界では違った人生を通って行くのです。

何を言いたいかというと、人間は一人ひとりがみな違うということがわかった瞬間から、言葉のありがたさがしみじみわかるということです。人間はみんな違うのに、言葉は通じる。だから言葉は、すごくありがたいものなのですが、今の若い人はありがたいと思っていない。なぜなら、言葉があらかじめあって、同じだというところからすべて話が始まってしまうからです。それが情報化社会です。

人間は、放っておいても、ちゃんと年をとっていく、ひとりでに変わっていく。それに対して、情報は何年後に取り出しても変化しません。それを完全に取り違えているのが現代社会です。

だから、患者さんは、検査結果の数値に変わってしまったのです。数値に変われば、それは動かず、医師の悪口も言いません。私は、人間を診るほうがよっぽどおもしろいと思います。しかし、多くの医師は情報を見ています。現代社会は、情報処理が得意なのです。なぜなら、対象は同じもののほうが、扱いやすい。ところが、人間みたいにどんどん変わっていくものは、きわめて扱いにくい。夫婦で暮らしてみれば、いやというほどわかります。相手は昨日はこう言っていたと思えば、今日はこう言っている。人間とはそういうものです。

感覚の世界と、頭の中の世界は違います。そのあいだの具体的な対応関係をつけるのが、本来の科学なのですが、科学者はもはやそう思っていません。物の世界というものが存在して、そこをきちんと論理的に調べるのが科学だと思っています。だから、科学の結論は正しいなどと、わけのわからないことを言います。しかし、科学の結論が正しいわけではないのです。頭の中で考えているこの演算の世界と、外にある、すべて違ったものとしての感覚の世界が、このように対応するでしょうというのが実験科学なのです。

辻褄《つじつま》を合わせて頭の中の世界をきちんとつくることは、あるところまでは可能です。それが数学であり、論理学です。だから数学や論理学では、同じ、同じ、同じということを繰り返していればよいのです。

交換価値

この同じという働きで、まず言葉ができると言いました。もう1つできるものがあります。それは動物が絶対に使えないもの——お金です。どうしてお金が使えないかというと、動物には同じという働きがほとんどないからです。

同じというのは、人間がもった、かなり固有の働きだということを文化人類学者が言うとどうなるか。「人間の社会活動は、交換から始まる」となります。交換ができるということは、等価がわかる、同じということがわかる、ということです。取り換えるというのは、価値が同じだから取り換えるのです、価値に上下があるというように考えたがる人がいるのですが、私はそう思いません。価値が同じだというところから、初めて価値が生じるのです。同じということがわかる、それを表しているのがお金の存在です。

考えてみてください。犬がキュウリを1本抱えてきて、サルが豚肉の細切れをもってきて、取り換えているのを見たことがありますか。犬もサルもやらないでしょう。たまたま犬がキュウリを手に入れても、「これをどこかにもって行って儲けよう」とは思いません。なぜかというと、それを何かと交換できるとは思っていないからです。

そして、交換するために、頭の中に何が必要かというと、イコールという概念です。等価という観念をどうやって教わるかというと、小学校までは1+1は2のような形で教わります。これはだれでもわかります。右辺と左辺が同じですから。ところが、中学に入った途端にとんでもないことを教わります。代数です。代数の世界では、AイコールBとか、Xイコール8とかになるわけです。

このとき、皆さんは怒りませんでしたか。怒らなかったとしたら、とても素直なお子さんです。ある意味で、私が言っている感覚の世界で物を把握している子どもだったら、ここで怒ります。なぜ怒るかというと、AはBではないから。それは当たり前です。それが、イコールだとは何事だと。Xがイコール8だというなら、Xという文字は要らない、以後8と書けばよいだろう。そのように思いませんでしたか。これは大変な矛盾です。

AとBは感覚の世界ですが、イコールは頭の中の世界です。世界が違うのに、それを同じ黒い鉛筆で、白い紙の上に書くと、わからなくなってしまう。イコールという概念は、AとBを区別している世界とは違うレベルにあるよと、親切に説明してくれる先生も、親も、たぶんいないでしょう。だからこんなところで言わなければならない。

このイコールは、人間の意識にかなり特有な能力として生じたと思います。この、同じという能力こそが、いろいろなことを引き起こしました。人類社会に交換という現象を引き起こし、個人個人の中には、「私は私、同じ私だ」という考え方を引き起こしたのです。さらには社会的な言葉というものを成立させ、そして計算、お金というものを成立させていきます。

人は本来わかり合えないから、わかってもらうために努力する

われわれがもったのは、同じという能力です。それだけのことです。しかし、それに気がつかないときに何をするかというと、どんどん同じにしてしまいます。同じにされると何が困るのでしょうか。われわれは一人ひとり違う世界に住んでいるはずなのに、その一人ひとりが消えていくから、個性ということを言い出したのです。「私は人と違う、人と違っている私の違いにこそ価値がある」と考え出しました。そんなことを言わなくても、私も皆さんも、絶えず違うものを見聞きしているのです。それを、言葉を使って同じだなと確認して、ホッとするのです。それが本来の姿です。でも、今、言葉を使ってホッとする人がいるでしょうか。

この前、悩んでいる若い人から相談を受けました。大卒で就職しています。「ほかの人って、自分のことを果たしてわかってくれるのだろうか。わかってくれるにしても、どこま

でわかってくれるのだろうか」と本気で悩んでいるのです。そういう人には、ひと言「バカヤロウ」です。それまでまったく違う感覚体験をしてくるのに、話が通じたら、喜ばなければいけない。人がわかってくれるなんて、とんでもない。そうでしょう。その年になって、そんなことで悩んでいる人は、ご両親がどうしてきたのかわかります。坊やのことを全部「わかって」あげたのです。わかっている、わかっているという世界の中で育ち、知らない人に出会ったときに、初めて親と違うなと気がつく。そこで突然、自分と人は同じではないということに気がつくのです。

そういう人は、かつてはいなかったような気がします。あるときから発生してくるのです。それが、現代社会、つまり「同じ」という社会です。同じ、同じで育てていけば、まさか違うとは思いません。ある年になって初めて、本当に他人が自分のことをわかってくれるのだろうかと悩み出す。はっきり言いますが、私はそういう人のケアはできません。「人生、初めからやり直せ」と言わなければなりません。

どうして私が偉そうにそんなことを言うかといえば、虫が好きなことと関連しています。幼稚園の頃から、虫好きでした。1人親の母が（父はもう亡くなっていましたから）、それをわかってくれるかというと、理解してくれませんでした。「そんな虫ばかり見てないで、たまには勉強をしなさい」と何度も言われたので、そのせりふをおふくろの声色で言えます。1人きりの母親ですら、自分のことをわかってくれないのです。これが当たり前なのです。蓼食《たで》う虫も好き好きですから。

人間は、このように違うのです。こうやってお話しして、ちょっとでもわかっていただければ、うれしい。だから、一生懸命説明します。それを、初めから、人がどこまでわかってくれるのだろうと悩んでいる人は、そもそも説明する努力をしたのでしょうか。

ケアというものが成り立ちにくいのはわかります。わかってくれて当たり前という人が、患者として来るわけですから。私が診ていた患者さん（死体）は、本当によかったです。ひと言も文句を言わない。相当なことをさせていただいても、知らんぷりです。こんな太い神経を切っても、本当はここでつながっていますと、あとでつないでおけばいいのです。そういう世界にいたので、ケアをしている人は相当大変だろうと思います。

人と話してうれしい、わかってもらえてうれしいという感覚を、今の親は子どもに植えつけていません。ものわかりの悪いおやじというものが、大切なのです。何を言っても、頑固で同じ返事しか返ってこない。さすがに大事なことは、どうしてもわかってもらいたい。だから、どうやって説明したらわかってもらえるかと苦労するわけでしょう。そうしてコミュニケーション能力が培われるのです。

今日、多くの人が、世界は理解可能だと思っています。理解するというのは、意識でとらえることができるということです。しかし、私がこの年になってわかったのは、「わからない」ということです。女房と30年暮らして、わかるわけがないということがわかりました。だからおもしろいのです。昆虫を70年近く追いかけていますが、なぜそんなことをしているのか、いまだに自分でもわかりません。だからおもしろいのです。わかってしまえば、おもしろくもおかしくもない。そういう感覚が消えているのは、感覚の世界というものを小さいときから徹底的に消していっているからではないでしょうか。

感覚の訓練としての運動

私は、山歩きが好きです。これは大事なことなのですが、山の斜面というのは平らではありません。歩いていると、地面が変化に富んでいることに気づかされます。草が生えていたり、竹が生えていたり、斜面があったり、石があったり。ヘビがはっていたりするわけです。田んぼなどもそうでしょう。中に入ったらズブズブ足が入るし、あぜ道へ上がったらフニャフニャする。砂利道を上がればゴリゴリする。人間は、そういうところを絶えず踏みながら生きてきたのです。つまり、感覚の世界をフルに生かしてきたわけです。

今日、皆さんはどれくらい固さの違う地面を歩かれましたか。おそらく、同じ固さの、平らな地面を歩かれたのではないでしょうか。ひたすら同じ固さの、平らな地面を歩くことを、今の人は運動だといいます。皇居の前へ行くとわかります。大勢の人が、同じ固さの、平たい地面を黙々と走っています。あれを見ると、人間もついにロボットになってしまったのだと思います。ああいうひたすら平らなところを走る機械は、私でもつくれそうな気がしてしまいます。

感覚を訓練するためには、まず運動について考えなくてはなりません。現代人は運動をするのに同じ動きしかしませんが、それで人を理解するのは無理だと思います。運動する場所に、斜面や階段をつけるのはいいのですが、その階段の幅も高さも、すべて同じです。そこで、私はバリア・オンリーの建築というのを提唱しています。公共の建物とか学校とか家をつくるときに、階段の1段1段の高さと幅を全部変えるべきだという主張をしました。

健康な人間が、いかに感覚を磨くことをサボるかというのが、現代です。そのような徹底的にサボっている人が、病人の面倒をみていると称しています。しかし、本当は、自分こそが病人なのではないでしょうか。バリア・オンリーの家にぐらい住めないと、とても病気の人の気持ちなどわからないでしょう。1人ひとりが違うのです。その違いをすべて消して、同じにしたらどうなるか。管理者の立場になれば、全員の質がそろえば、こんなに楽なことはない。右向け右と言えば、全員が右を向く。私みたいな者が入ると、すぐ左を向くから困るのです。だから追い出される。でも、本来、生き物とはそういうものです。8割が右を向いても、2割は左を向く。私は、それが本来の世界だという気がします。

ケアとか、スピリチュアリティというのは、まさに1人ひとりが違うということに関わってくるのです。もし同じだったら、論理ですべてがうまくいきます。同じという作用が、われわれの脳がもった一番大きな働きなのですから。しかし、具体的な物事や個々の人間が考えていることは、1つひとつ違います。その違うことを扱うときに、一般的な取り決めは、たいてい邪魔になります。だから、現場で働く人は苦労するのです。なぜなら、ほかの人は漠然と、同じ規則がそこに当てはまらなければいけないと思っているからです。

和歌山県の知事が警察に逮捕されました。見ていて、和歌山県の人はおとなしいなと思いました。自分たちが選んだ知事をなぜ捕まえるのかと、警察に文句を言いに行った人が1人もいなかったからです。おかしな世の中だと思います。あのとき、知事が3人逮捕されました。これが民主主義でしょうか。

私は、「民主主義」はあまり信用しません。知事を本気で選んでいなかったのでしょう。自分で選んだ知事だったら、文句を言いに行きます。「何でおまえは、横から邪魔をするのか。いろいろやることがあって、知事だって大変なんだよ。それをつかまえていくのなら、おまえが代わりに知事をやれ」、私なら警察にそう言います。かなり破壊的なことを言っていますが、本気で生きているというのはそういうことではないでしょうか。1つひとつの行為に重みがあるのです。

おわりに――人生の意味はあなた自身の中にはない

これでも医師の端くれですが、私は病人のケアはいたしません。なぜしないかといえば、一度取り組めば、本気で釣り込まれると思うからです。その人の人生と自分の一生が一緒になってしまう。それで、自分の教え子たちには「おまえなんか医者じゃない」といつも言われます。50年前の教育だろう、私が患者を診たらいじめにかかるだろうと言うのです。私もそう思い、生きている患者さんは診ないことにしています。

しかし、なかには尊敬に値する医者もいます。アウシュビッツから生還したヴィクトール・フランクルという人です。他人が人生の意味を発見することを手伝うのが、自分の天職だと言った人です。彼がアウシュビッツを生き延びたのは、おそらく偶然ではありません。あそこにいた全員――収容所の所長、職員から囚人頭（カポと呼ばれます）を含めて全員が、この人だけは殺すまいと思っていたから生きて帰ることができたのです。彼はそういう人でした。

最後に、この言葉を紹介して終わりにしたいと思います。

フランクルは人生の意味について、ひと言こう言いました。

「人生の意味は、自分の中にはない」

その言葉を読んだとき、見事にいい気分でした。今の日本に、そういうことを言ってくれる人はいません。皆が皆、「自分の人生を全うしなさい」みたいなことを言います。「申しわけないけれども、人生の意味はあなたの中にはない」。あのアウシュビッツを生き抜いた、皆がこの人だけは死んでほしくないと思っていた、その人がそう言ったのです。

7

共生から共死へ

山折 哲雄

死者を看取る中で、「祈るしかない」瞬間。究極の癒しの行為としての、身体をさすったり、抱きしめたりすること。亡くなっていく人たちがもつ、「蝶になって飛び立つ」というイメージ。そういう時にこそ、「共生」ということ、そして「共に生きるとは、共に死んでいく」のだという心のメッセージが必要とされる。

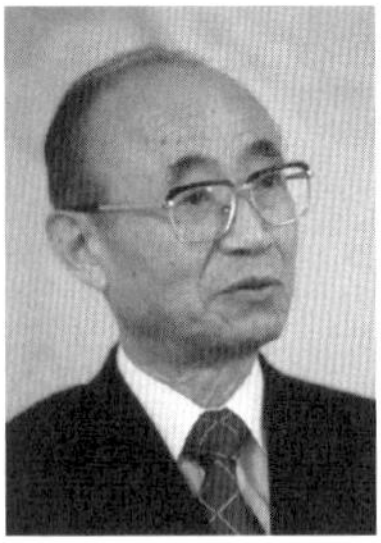

1954年、東北大学文学部印度哲学科卒業。1977年、東北大学文学部助教授。1982年、国立歴史民俗博物館教授。1988年、国際日本文化研究センター教授。1998年、白鳳女子短期大学学長。2001〜2005年、国際日本文化研究センター所長。

垣根を取り払って

私は宗教学者として参加させていただいています。時々宗教家とご紹介いただくことがあり、戸惑うことがあります。そういう時は慌てふためいて、「いや私は一介の宗教に関する研究者です」と答えることにしてきましたが、70歳代になりますと「宗教学者でも宗教研究者でも宗教家でも、まあいいか」というような気分に多少なりかけています。そのことが良いことなのか悪いことなのか、いかがでしょうか。

しかし、たとえばお医者さんが、同時に宗教家であるということを受容されるのかされないか、これはこれで大きな問題かもしれません。これからの時代はお医者さんが同時に宗教家である、宗教家が同時に宗教の研究者である、そういう垣根を取り払った生き方が問われるような時代が来ていると感じています。しかし、正直なことを言いますと、それが良いことなのか悪いことなのか、まだ戸惑ってもいます。そういう気持ちの揺れの中で、今日のお話をさせていただきます。

看取ることと祈ること

もう20数年前のことですが、インドを旅している際に、ベナレスというところに行きました。そこは、死者を葬るための儀式がさまざまな形で行われているところです。その他のところでもやはり同じようなことを観察したり調査したりして、帰りにカルカッタという都会に行きました。ホテルに着いて、はっと気がついたのです。今、カルカッタにはマザー・テレサさんが死者を看取るための仕事をなさっている。そこで、すぐホテルから事務所に電話をしたところ、幸い、マザー・テレサさんは死者を看取るための仕事をするためにカルカッタに滞在されていました。そして、私のために5分間だけ時間をいただけることになりました。

早速ホテルから会いに行きました。待合室に入ってしばらく待った後、私の時間が来て面会室に入りました。もう80歳になっていたと思いますが、足腰のしっかりした感じのおばあさんが入ってこられました。顔はしわだらけでしたが、背筋をぴんと張った、実に快活な方でした。「あなたのために5分間だけあげる。何か聞くことがありますか」と言われたのです。

私はあらかじめ考えていたことをお聞きしました。「さまざまな死にゆく人、身寄りのないまま死を迎えようとしている人、お医者さんから見離された人、道路で死にかけていた人々を収容されて、その最期を看取っていらっしゃる。そういう困難なお仕事をされて、毎日のようにいろんな苦しみに出会われるでしょう。解決のつかない困難な事柄にぶつかっておられると思いますけれども、そういう時はどういうことをなさいますか」と。

彼女はしばらく考えていて、やがて「そういう時は、お祈りをします」と答えられました。もちろん、マザーはカトリックのシスターであり、長年カトリックの宣教活動をされていて、その果てに死者の看取りという究極の仕事を発見された方です。その方が、最後にそう言われた。しかし、いくらお祈りを捧げても、自分の心が晴れない場合もしょっちゅうある。そういう時は、「お祈りをして夜明かしをすることがしばしばです」と言われたのです。そのお言葉を聴いて、私は辞去させていただきました。5分間という時間が本当にあっという間に過ぎ去っていました。死の看取りということと、祈りという行為がこれほどリアルに切実な形で目の前に存在している。私はそのことにたいへん胸を突かれて帰ってきました。

先ほど、吉田先生のお話の中にキュブラー・ロスさんのことが出ました。実は私もキュブラー・ロスさんが東京においでになったあるセミナーに参加させていただき、直接お目にかかったことがあります。そのセミナーには、さまざまな病気に罹った方、特にがんに罹った方がたくさんいらっしゃっていました。セミナーが終わった後、ロスさんが参加者の一人ひとりに会って握手をしたり、話を交わしたりする時間が設けられました。その時にキュブラー・ロスさんは、1人ひとりを固く抱きしめて言葉を交わしていました。ハグ（hug）の儀礼、作法といってもいいかもしれません。

私はその光景を眼前にしながら、もう1つのある光景を思い出していました。それは、ダライラマ14世が来日されて、京都で講演をされた時の光景です。それはある大学で行われたのですが、全国の若者たちがたくさん集まって、この時も最後に質問の時間がありました。1人の女子学生が手を挙げて、「自分は今、死の不安に脅えています、どうしたらいいのでしょうか」という質問をしたのです。すると、ダライラマさんは、「この舞台に上がってきなさい」と手招きをされました。女子学生は1人で客席を立って舞台に上がり、ダライラマさんの前に立ちました。その時、ダライラマさんはその女子学生を両腕で固く抱きしめて、「恐れることはない（Don't worry）」とおっしゃいました。女子学生は両眼から涙を流し、深く頭をたれて舞台を去っていきました。キュブラー・ロスさんがされたことと、ダライラマさんがされたことは同じだったわけです。「究極の癒しの作法というものはそういうものかもしれない」、そういうふうに思いました。

この世とあの世の連続性

キュブラー・ロスさんが最初に書かれた『死ぬ瞬間』という書物は、死を迎えなければならない患者さんに対し、いかにその死というものを受容してもらうか、納得してもらうか、ということを書いたものです。自然な心で最終的に死を受け入れるためにどうしたらよいか、そのプロセスをそばからお手伝いをする、つまりケアをするチームをつくらなければいけない。お医者さん、看護師さん、ソーシャルワーカー、家族、そして宗教家という人々がチームをつくって、徐々にゆっくりとその死を受容してもらう、その手立てを講ずる、そういうシステムを提案されています。

ただ、その思想というか考え方の究極にある問題が、実は私の心に引っかかっておりました。というのも、最終的に死というのは生きていることから断絶することだという思想が書かれていたからです。その考えからすると、生の世界から自己を切り離して、そのこと自体をそのまま受容するということになります。そのための手助けをする、それが臨終時における看護のあり方だ、ということを言っておられたわけですが、私はどうもその考え方には賛成できませんでした。

ところが、それからほぼ10年後、同じ著者により『新・死の瞬間』が出版されました。実はこの10年の間にキュブラー・ロスさんは、がんに罹って1カ月か2カ月しか余命がないというような悲劇的な状況に追い込まれた子どもたちの看取りの仕事をして、その克明な観察をもとに報告書の形で出されたのです。

これを読んで私は驚きました。これはアメリカの子どもたちの話ですが、そのようにして死を迎える時、子どもたちが蝶々のイメージを抱いて別の世界に飛び立っていく、という意味のことを告白していたのです。ほとんどの子どもたちがそうだというのです。にわかにはちょっと信じがたいようなお話ではあるのですが、しかし多くの子どもたちが死を前にして蝶々をイメージしていたということに私は胸をつかれた。他界に赴くということですね。それは死を単に断絶として受け取っているのではない。あるイメージを抱いて、お父さんたち、お母さんたち、おばあさんたち、おじいさんたちの世界に行くのだという意味の告白なのです。キュブラー・ロスさんは、この子どもたちとの体験をふまえて、最初の書物で主張した「死とは生との断絶である」という考え方を撤回されたということになるのです。

私はこれを読んで、納得のいく気分になりました。私自身、この世とあの世、そして生と死の間には緩やかな連続性があって、その中でこの世から旅立っていく、そういう考え方がわれわれの伝統、歴史の中には脈々と伝えられていると思っていたからです。その点におきまして、「これは何も日本人だけの問題ではない。もしかすると人類に共通の普遍的なイメージ、死を前にしたイメージのあり方かもしれない」と思うようになったわけです。

もう1つ、これはキュブラー・ロスさんも書いておられますが、実はギリシャ語で蝶々のことをプシケーというのです。面白いことに、このプシケーという言葉にはもう1つ「魂」という意味があります。古代ギリシャ人にとって、人間の死後の魂は肉体を離れると蝶々のようなものになるとイメージしていたらしい。このように2つの意味をダブルイメージとしてもった言葉がプシケーであります。このことは宗教学の研究史の中ではよく言われてきたことです。ところが、そういう知識を先ほどのアメリカの子どもたちが知っていたわけではないし、ギリシャ哲学でプシケーという意味はそのようなものだと知ったうえで、子どもたちが最期旅立つときに蝶々というイメージをもち出したわけでもないのだと思います。

では、それはいったいどうしてなのでしょうか。人間の生命というものが本来的にもっているもの、そこから出てくるイメージかなとも思いますが、私にはよく分かりません。果して科学的・客観的な意味づけができるものなのかどうか、そのことについても若干の疑いをもっています。が、われわれの神話の中にも死者の魂が白鳥になって空を飛んでいくというような物語がとにかくたくさんあることは確かです。先ほど、最初の講演で河合先生がおっしゃったように、神話的な知の中にはこういう現象がある意味で普遍的に存在しているということかもしれません。

止める、褒める、さする

これまでマザー・テレサさんという宗教家の死の看取り、キュブラー・ロスさんという精神科医の死の看取りについて紹介いたしましたが、最後に私がたいへん大きな衝撃を受けた日本のあるお医者さんの言葉を紹介させていただきたいと思います。そのお医者さんとは、京都にある四条病院の院長さんで、中野進先生という方です。この病院には、私も血を吐いて1カ月ほど入院させていただいたこともありますので、そういう点では私のホームドクターのような方です。

今から20年ほど前、ある学会で初めて中野先生にお目にかかり、学会が終わった後、パーティの席上で酒を飲みながらお話をさせていただいた時のことです。突然、中野先生が、「医者の仕事を半世紀続けてきて、最後に辿り着いた医者としての3原則がある」ということをおっしゃったのです。

その3原則というのは、第1が「止める」。患者さんがいろいろな痛みを訴えた時には、その痛みをまず止めてあげることが医者としてやるべき第1の義務であり、仕事である。

第2原則が面白いというか意表をつくものだったのですが、「褒める」です。末期を迎えてだんだん希望が失われてきている患者さんと話していて、褒める。どんな人間でもかつて輝ける時間をもっていたはずであり、そういう話を聞き出してその人を褒める、あるいは話しているその時点におけるその人を褒めるというのでもいいわけです。「自分は患者さんの看取りの中で褒めるということがいかに重要であるかということをずっと感じ続けてきた」と言われたのですが、その言葉に驚きました。私も教師を半世紀ほどしており、生徒たちを叱ってばかりおりましたが、褒めたことはというと、本当にまれにしかありません。これは逆転させなければならないと、頭では考えていますが、実際にやっていることは叱ってばかり。やはり褒めた方がいいわけです。それは学生以上に、患者さんにとってもそうだったのかということを思い知らされました。

3番目が、「さする」ことだと言われる。もう医学的な手立てがはかばかしくない状況になった時、医者はその患者に対してどういうふうに立ち向かうべきか。「さする」という最後の行為が残されているというのです。

10数年前の話になりますが、私に叔母がいて、最期の日々を病院で過ごしていました。田舎の病院におりましたので、汽車に乗って時々お見舞いに行きました。お見舞いに行くと、病室に入った途端にありとあらゆる不平不満を話し始める人でした。身もだえするような愚痴話が始まり、1時間たっても2時間たっても止まりません。私も帰らなければならない、汽車の時間も迫っている、そういう時、知らんふりをして身体をさすりました。そうしますと、すうっと気持ちよさそうな顔をして寝てしまうので、その隙をみて私は帰ってきました。さするという行為がいかに患者さんにとって快いことかということは知っていたのです。けれども、この世から去っていこうとする人にとっても、親しい家族に身体をさすられるということがいかに大事なことかを、中野先生のお話で想像できるようになったのです。

先ほどインドのベナレスに行ったという話をしましたが、ヒンドゥー教の聖地でもあるベナレスには「シャンティ・ババン」という「死者を最期に看取る家」、すなわち「平和の館」というのがあります。そこに入る人はもうお医者さんから見離された患者さんだけであり、家族とだけ一緒に最後の1週間から10日間を過ごすために入るところです。私は知り合いの土地の人の案内で、中に入ることができましたが、部屋の中では1人のご老人が横たわっていました。そのご兄弟か縁戚の方だと思いますが、そばに寄り添ってずっと一言も言わずに身体をさすっていました。その時私は、これはまさに沈黙のセラピーではないかと思いました。家族による最期の看取りが、身体をさするという沈黙のセラピーなのだと思ったのです。そして、こういう看取りの仕方も、実は今から1000~2000年前、わが国でも至るところで見られた光景ではないかと思い返したのです。

そういうことがいろいろと頭に浮かんできて、中野進先生がおっしゃった「医者にとっての最期の看取りの3原則、止める、褒める、さする」というのはたいへんな心の作法でもあると考えました。そして私は先生に、「なるほど、お医者さんが患者さんに対してやって差し上げること、そのやり方としては実に深い意味をもっていると思います。しかし、もしかするとそれは同時に、人間と人間の関係を律する場合の3原則かもしれませんね」と申しあげたのです。われわれはお互いにいろいろな痛みを抱えて生活しています。お互いにその痛みをなだめる、慰め合う、そしてその精神的な心の痛みを止める――実際にはなかなかできないことですが――、そういう問題としてこの原則を受け取ることもできるのではないかと思ったからです。

また、先ほど述べたように、学校における教師と学生の関係、家庭における親と子どもとの関係、会社におけるさまざまな人間関係を律するうえで褒めるということは非常に大事です。下手に褒めるとお世辞になってしまいます。叱るのは簡単だけれども、上手に褒めるということは難しいのです。どうしてもうそが入ってしまうことがあります。そういう間隙を許さないような褒め方ということが、人生を生きる1つの生き方として非常に重要になるのではないかと思います。

そして、さする。これは聖書を読みましても、仏教の仏典を読みましても、宗教家イエス・キリストは患者に対して、心悩める人に対して手を差し出しておりますし、ブッダもそうしています。さすっている、触っている、触れている。まさにキュブラー・ロスさんとダライラマさんが抱きしめるという行為で相手の不安を取り除こうとされた、そのような行為とつながっている振る舞いですね。このように考えていくと、中野先生の3原則というのは、人間いかに生きるべきかという3原則へと自然な形でつながっていくような感じがするわけです。

別の世界に赴くためのイメージ・トレーニング

医療と宗教とを考える場合に、マザー・テレサが言われた祈りということが重要な問題になってくる時があります。最後は祈るしかない、という瞬間が来るわけです。そして、究極のイメージを心に抱いて別の世界に行く。そういう時がくる。たとえば、スキーのジャンパーのことを考えてみましょう。かれらは、あの高いところからスタートを切って宙に飛び出していくわけです。その直前、精神を集中して、自分のスキーを履いた姿がどのような線を描いて空を飛び地上に降下していくか、それを繰り返しイメージすると言います。そのようなイメージ・トレーニングに成功した時に飛距離が伸びて成功する、逆にそのイメージ・トレーニングに失敗する時は事故を起こすような飛び方になってしまうと言います。

Ｆ１のカーレースのような場合でもそうです。アイルトン・セナというブラジルの大選手がおりました。彼もやはり時速３５０キロメートルとか４００キロメートルという猛スピードでコースを何十周と周っていたわけですが、その何十周というコースを全部イメージ・トレーニングによって頭に刻み込むと言われていました。１周目、２周目の周り方はそれぞれ違う、その集中的なトレーニングに成功する時にグランドチャンピオンになれる、失敗する時には事故を起こして死が待っている。彼はグランドチャンピオンに何回かなりましたけれど、最後は事故で亡くなってしまいました。おそらくその時、イメージ・トレーニングに失敗したのではないかと思います。

ところがこれに対して、死を迎える時はどうでしょうか。われわれの伝統的な社会では、天国とか浄土というものをイメージしながらこの世を去っていった人々がたくさんいたはずです。ご承知のように、そのような伝統が人類にはあったわけです。

キリスト教の伝統、仏教の伝統を考えればいいわけです。けれども今日、私が、「浄土は果して存在するのか」と学生に問われたとしたら、正直言ってちょっとたじろぎます。存在するとも、しないとも簡単には答えられないからです。客観的に存在するかどうかと言われたら、「それは存在しないよ」と答えるしかありません。しかし、「イメージの中では存在するよ」と言うことはできます。

私自身の問題としていえば、もしも最期の瞬間が迫ってきた時、自分では浄土に赴くためのイメージ・トレーニングをやってみようとは思っています。それは挑戦すべき課題であり、自分にも課そうと思っています。ただ、その場合、イメージ・トレーニングの結果、着地するところはこの世ではなくてあの世なのです。そこのところがスキーのジャンパーやF1のカーレーサーとの大きな違いです。しかし、スキーのジャンパーが地上に着地する、あるいはF1のカーレーサーがゴールに戻ってくることと、浄土に赴くことの差を、それこそイメージ・トレーニングの中でどんどん縮小させていけば、それはそれでしめたものだと思わないわけではありません。

そういう心境になれるか、なれないかは、これからの私の精進次第であるかもしれない。そういう挑戦が、現代では非常に困難になってきているとは思います。私自身だけでなく日本の社会、この現代社会というものが、イメージ・トレーニングによって浄土とか天国とかいったものを受容したり呼び寄せたりすることができにくいような状況になってきているからです。

共に死んでいくということ

それが近代社会、現代社会というものの特質であるかもしれない。しかしそういう時にこそ、心に浮かんでくるのが私にとっては「共生」という言葉であり、その言葉がもっている問題性です。共に生きる。人間同士共に生きていこう、地球と共生しよう、動物の世界とも共生しようということです。われわれの社会はこの共生ということを言い出してもう20年か30年、時間が経過していま す。この頃、私は、「共生」という声を聞いていると、そして自分自身も一緒になって「共生」と言っていると、「俺は生きたい」、「俺は生きたい」と言っている自分に気づくようになりました。それが「生きたい」、「生きたい」と叫んでいるエゴイズムの大合唱に聞こえてくるようになりました。

経団連までが「共生」です。しかし本当は、共に生きるものたちは、やがて共に死んでいく運命にあるのではないでしょうか。共生ということが本当に力ある意味をもつためには、同時に「共死」ということを自覚しなければならない。「共に生きるものは、共に死んでいくのだよ」という心のメッセージがどうしても必要になってくるのではないかと思うようになったのです。それは、「共生は共死」という捉え方です。「共生イコール共死」だという捉え方であります。「共生と共死」という言い方が本質的に大切ではないかということです。あるいは、「共生から共死へ」と言ってもいいでしょう。そういう幅のある、膨らみのある生と死の問題を考えていかなければならない。今、そういう時代に来ているのではないかと思います。

現代ではいつの間にか、人生80年になりました。お釈迦様の寿命とまったく同じになってきました。自然と「生老病死」という死生観が必要になってきているのです。というのも、50歳、60歳で定年を迎えて、さて第2の人生をスタートさせようと思う時に、その先にまだ20年30年が控えているからです。老、病、死がゆっくりやってくる時間がそれです。このゆっくりやってくる老、病、死は、ゆっくり見つめる以外に仕方がありません。これはこれで誠にしんどい時代だと思います。人生80年が本当に喜ぶべき時代を象徴しているのかどうか、その辺のことももう一度考え直してみなければなるまいと私は思っているのです。

8

科学技術文明における死生観

高木　誹元

現代医療の源流がヒポクラテスの誓いにある以上、医師は患者の呼吸がある限り、最後まで治療を続ける義務があると考えられる。しかし、回復の見込みがまったくないと診断されても、植物状態の患者に対してさえも続けられる終末医療は、時として人間の尊厳性を損なうかに思える事例が多く認められる。妻の終末医療の経験を踏まえて、医療と死の関わりについて所感を述べてみたい。

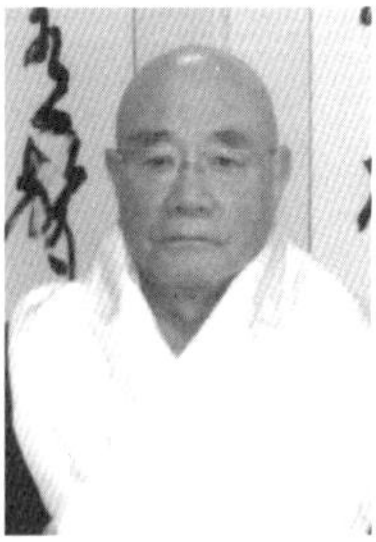

高野山大学名誉教授、文学博士。１９３０年　高野山生まれ。１９５６年高野山大学卒業。１９５８年　東北大学大学院修了、インド学仏教史学専攻。１９７３年　高野山大学教授。１９８２年　高野山大学文学部長。１９８４年　東北大学、高知大学講師（非常勤）。１９８７年　高野山大学学長。１９９１年　文部省学術審議会専門委員。１９９１年　日本学術会議会員。主要著書に、『空海入門　本源への回帰』、『空海と最澄との手紙』、『高木訷元著作集　全４巻』（京都法蔵館）、『空海　生涯とその周辺』（吉川弘文館）、『空海の座標　存在とコトバの深秘学』、『Kukai on the Philosophy of Language』（慶應義塾大学出版会）、『空海　還源への歩み』（春秋社）

死への不安や恐れをいかに乗り越えていくかが、あらゆる宗教の出発点

この21世紀高野山医療フォーラムに初めて参加させていただくに当たって、「科学技術文明における死生観」というテーマを出させていただきました。人の尊厳性というものと、それに関わる医療というものが果たしうる役割や限界について、10年前に妻を亡くしましたが、その折のことなども踏まえながら皆様と共に考えてみたいと思います。

この医療フォーラムの最終回の席上で今さら改めて申し上げるべきことでもないのですが、この世に生を享けた者にとって「死」とは決して避けることができない厳粛な事実です。それは、このフォーラムの一貫して変わらぬ基本テーマだろうと思います。

しかし、私はその死ということを実際に経験したことがない。ないからここにいるわけです。考えてみると、その死ということを実際に経験した人はこの世に1人もいないわけです。しかも古来自らの死について、その体験を語り得た人も1人もいない。死に遭遇した時に人はもはや人ではなくなっているからです。それ故に、人々は死に対する大きな不安や恐れを抱いてきたわけでしょうし、それを生きていくうえでいかに乗り越えていくかということが、おそらくあらゆる宗教の出発点になっているのではないかと、私は考えて

おります。

原始儒教というものはまさに再生の儀礼です。ご存じのように、原始儒教では「生きている」という状況は精神原理と肉体原理の二元論に立ちます。精神原理である「魂」と、肉体原理である「魄」、魂と魄とが結合している状態を「生」……つまり生きている状態とみなします。

そして、この魂が魄から離れた時がいわゆる「死」の状態です。魂が魄から離れたら、離れた魂を魄に再び呼び戻すことで再び「生」を回復することができるのではないか。いわゆる招魂《しょうこん》再生の儀礼が原始儒教の源泉になっているのではないかと、私は思っています。

キリスト教についてはまったく存じ上げませんが、極論するならば、死後、人は復活・昇天をするということから、死というものをどのように乗り越えていくかがやはりその起源をなすと考えています。

医療は「生」だけでなく、「死」との関わりにおいてあるもの

皆さんよくご存じのように、釈尊出家の動機としての「四門出遊《しもんしゅつゆう》」の物語は、４つの門

それぞれから出ていき、年老いた人、病める人、死者に出会い、最後に生き生きとした出家者、沙門《しゃもん》に出会うということから、自らの生きる道をその沙門の道へと求めていくという内容です。これも生老病死という現実は避けて通れないので、その不安や恐れをいかに乗り越えていくかということに通じます。

そのことから出てきた1つの教えが仏教では「苦集滅道《くじゅうめつどう》の四聖諦《ししょうたい》」といいます。4つの聖なる真理です。「苦」は苦しみ。「集」は集めるという字を書きますが、これは中国の翻訳で、元々は「サムッダヤ」という梵語で「原因」ということです。病にかかるというと、この苦しみがいったいどこから来ているのか、つまりその病気の原因はなんであるか、ということです。その次が「滅（めつ、ニルヴァーナ）」です。これは2通りに考えられますが、今の文脈からいえば、やはりこの苦しみの原因というものがはっきり分かった場合に、それを除去してやればいいということであるとするならば、その原因の滅ということになります。その滅を実現する方法が、最後の「道（どう、マールガ）」です。

この仏教における基本的なものの考え方になっている「四聖諦」は、実は古代インドの医療から来ている概念です。病に苦しんでいる人にとって最も大切なことは何かというと、自分が病に罹っている自覚があることです。自覚がないと、いわゆる手遅れの状況に陥り、やがては死を迎えざるをえないということになります。

では、自覚するためにはどうするかというと、「診療」です。専門医の診察を受けることが第一歩です。病の自覚があって、初めてその病の治療が始まるわけです。病の原因が判明すれば、それを取り除いてやればいいということになります。そうすれば、その病は滅していく。つまり、健康の回復、生きるということにつながってきます。だから、病そのものの消滅を「滅」だというふうにみることもできます。

回復の状態が「滅」という言葉で表現される反面、病が治療されたら永遠に生きられるかというとそうではないわけです。そこで「滅」ということには、大変複雑な概念が含まれていることにわれわれは気づきます。病の自覚があり、病の原因がわかり、それが取り除かれた場合に、我々は健康を回復する、生きる道を見出すことができるわけですが、いったいどのような方法でその病というものを除去するかというのが第3の「道」、まさしく治療法です。

「ニルヴァーナ」は「涅槃《ねはん》」ともいいます。その言葉自体は、灯明の火が油を燃やし尽きると、静かにスーッと消えていくことをいっています。「滅」を医療との関わりでみた場合、病の原因が滅せられることによって健康を回復すると同時に、命というものが、あたかも灯明のようにスーッと消えていく。そういう状況の中でわれわれは生涯を閉じてゆく。つまり死というものを迎えてゆくという意味も、四聖諦の中に含まれているのではないかと考えます。

つまり、医療というものは当然、「生」との関わりにおいて存在するものですが、ニルヴァーナ、つまり「滅」を「入滅」と考えると、医療というのは「死」との関わりにおいてあるものということにもなります。このことを、われわれは忘れてはなりません。

仏教でも自死は容認される場合がある

限られた時間の中ですが、「科学技術文明における死生観」に関する自身の拙い考えをご披露したいと思います。仏陀、釈迦牟尼は、35歳で悟りを得られてからずっと一所不住の生活、所々方々を旅しながら、その時代、その地方、その文化の下にある人々に対して、それぞれの人々が理解しうるような形で説法を続けてこられます。そして、80歳に至り、最後の旅の途中で悪魔の働きかけに応じて、生命力の余力を残しながらそれを捨て去ってしまいました。このような話が「マハーパリニッヴァーナスッタンタ」……釈尊の最後の旅の物語の中に出てきます。

釈尊は自ら言われたとおり、3カ月後に、クシナガラの2本の菩提樹の間に身を横たえて永遠なる涅槃にお入りになった。いわゆる入滅されたというのが仏陀の伝記であります。

この話は、見方によっては生そのもの、生きるということを自ら断ち切ることのように受け取られないわけでもありません。つまり、死というのは自らの意思によって選びうるということを示唆しているとも受け取ることができるかもしれない。

あらゆるものの命を損ねてはならないとする不殺生戒は、実は沙門の宗教のみならず、バラモン教でも戒律の基本をなすものです。しかし、同じ沙門の宗教でありながら、仏教でもジャイナ教でも不殺生を基本的倫理徳目としながら、ジャイナ教的な死に方というものがあるんです。

特にジャイナ教は4つの基本的な倫理徳目を立て、その第1を「不殺生」、つまり生きとし生けるものの命を損なわないこととするのが根本的な立場です。しかし、ジャイナ教的な意味での悟りの境地に達したときに、食を自ら絶つことによって自らの命を絶つということが、時に容認されたような記録もあります。

どういうことかというと、われわれが生きているということは、何かの命をいただいているわけです。何かの命を損ねて命の糧、食べ物として、命をつないでいるわけです。その食を絶つことは、殺生を完全に打ち止めるということになるので、ジャイナ教的な死に方として時に容認される場合もあるようです。

仏教において、もちろんすべてがすべてそうではありませんが、ある仏弟子が、肉体の病に罹ってその激痛に耐えかねる。今でもそういう痛みを治療において経験する人が多いわけですが、その肉体の激痛に長く侵され、いわゆる末期症状となったときに、その仏弟子は刃物で自ら命を絶ちます。

「この自死は、殺生ということになるのかならないのか」ということが当然、問題になったようです。しかし、釈尊はそれを容認したと伝えられています。それは社会的生活というものを営むことによって、もはや人々を安穏ならしむることが不可能であると本人が悟り生きる意義をなくしている場合に、自らの命を絶つこともまた容認されてしかるべきだという考え方のようです。これについては当然批判もあるでしょうし、異なる考え方も多いと思います。

他方、釈尊が最後の旅で、悪魔の働きかけに応じて、まだ命の余力はあるのに「それを自分は捨て去った」と阿難に言います。阿難はその意味がわかりませんでした。そしてこの3カ月後、そのとおりに釈尊は入滅をされた。これも、現代医療がもつ意義についてなんらかの示唆をわれわれに与えているのではないかと思います。

科学技術文明における問題のひとつは脳死の概念

科学技術文明のもとで、医療の技術は異常なまでの変化を遂げてきました。その変化が進歩といえるかどうかは、個人の判断にもよると思います。

そのひとつに臓器移植による治療が挙げられます。その場合に避けて通れない問題は、旧来のすべての人々によって容認されていた死の概念というものが変えられてきたということです。古来われわれにとって馴染みのある死の3兆候……呼吸が止まり、心臓の動きが止まり、そして、眼の瞳孔が開くということによってわれわれは死を認識していたのですが、臓器移植を行う場合に、その臓器はなお生きていなければならないわけです。ここにまったく新しい死の概念である「脳死」が認められることになります。

私はかつて、日本学術会議会員であったときに、終末医療の特別委員会に所属しておりました。現在、学術会議は3部会ですが、当時は第1部、いわゆる人文の哲学、文学、第2部の法学、第3部の経済、第4部の理学、第5部の工学、第6部の農学、第7部の医学、薬学という7部会で、この特別委員会は各分野の学者それぞれ2名ずつで構成されたものでした。そこで数年にわたり、「終末医療というものがいかにあるべきか」ということを討議し、ある程度の結論を出しました。その記録も残っていますが、学術会議でのわたくしの発言を含めて、残念ながら公表してはならないことになっています。

私は時の近藤会長から命ぜられて、その終末医療の特別委員会における結論を各学術会議会員に納得させるべく、総会の演壇でしゃべらされました。「何を話すんですか」と会長に言ったら、「引導を渡せ」というようなことでした。そういう速記録も全部残っており、本日のフォーラムのために学術会議が送ってくれました。しかし、内容については他言してもらっては困ると言われています。その理由を未だに私はつまびらかにしませんが、規制がある以上、ここで私自身が経験した日本学術会議での3年間にわたる終末医療についての話をお伝えすることは残念ながらできません。

ところで、脳死は、当時私がその学術会議の会員だったときには法律的に認められていませんでした。いわゆる「脳死臨調」が設置されて盛んに議論されていた時代でした。

実はこの脳死ということは、臓器の人工移植のためにこそ必要であるわけです。つまり、脳死は現代科学技術文明における死の概念だと思っています。創り出された死の概念であり、自然の死ではないんです。少し言葉が過ぎるかもしれませんが、私はそう思います。

このような科学技術文明における死生観というものは、皮肉なことに遥か古代のオーストラリア原住民の間でみられた「気の早い埋葬」というものにきわめてよく似ています。

肉体はなおも動いてはいますが、その霊魂が飛び去ったと信じられた場合に、神秘的にはその人はすでに死んでいると考えられたものです。

今われわれが言う脳死と、その古代オーストラリア原住民の神秘的な死といったいどこがどれほど違うでしょうか。現代科学技術文明というもののもつ矛盾、皮肉を感じざるをえません。

脳死もまた「気の早い埋葬」です。脳死は、臓器移植医療に限ってのことです。誤解のないように申し上げると､私は臓器移植に反対しているということでは決してありません。自らの臓器、自らの命を与えることによって、他者を生かしめるという、きわめて尊い利他業、慈悲の業ですから、まさにこれこそ菩薩道の最たるものといえると思います。

ただし、その場合に問題になるのは、臓器の提供を受けた患者への医療と同じように、いやそれ以上に臓器を提供した人のご遺体に対する処置が、現代の医療者によってどの程度行われているかということです。

自らの臓器を差し出すことで他者の命を救うという、まさにそのことによってその人は人生の最高の山脈に立つことができた。そういう人に対する慰霊の行為が、ただ単に宗教者のみによってでなくて、医療者によっても、共にその場で行われなければなりません。日本人の古来の死生観から見ても、それは必須のことです。

科学技術文明におけるもう1つの問題―尊厳死

そして、終末期医療における尊厳死の選択もまた問題になってきます。科学技術文明の下にあっても、医療の源流が依然としてヒポクラテスの誓いにある以上、やはり呼吸をしていればなんらかの医療の手を尽くさなければならないと考えられているのが現代の医療の現状だと思います。

「治る」、「健康を回復する」という望みが100％ない場合や、まさに終末の状況にあり時として植物状態にある患者に対しても、人工呼吸や胃瘻による栄養の供給などを続ける……いわゆる延命治療というものが息絶えるまで行われている。そのことによって、その人の尊厳性が果たして保たれ、人生の山脈の最後に立ちえての往生であるかどうかが大きな問題になると思うのです。

私の田舎に山陰中央新報という新聞がありますが、2016年5月11日から『私たちの最期は』という記事を連載しています。第1回と第2回しかまだ見ておりませんが、かつて助産婦として働いたあるご婦人が90歳になられた。結婚されなかったので子どもさんはいませんが、姪御さんが1人おられる。この方があるとき病に罹り入院した後、植物状態になった。そして人工呼吸や胃瘻、さまざまな点滴を受けながら亡くなった。ところが、実は姪御さんが入院手続きのために家に行って印鑑などを探そうとごそごそしていましたら、引き出しの中から小さな紙切れが出てきていた。見ると、「主治医殿」と書いてあり、その下に「延命拒否」と書いてあったそうです。そのことを知りながら、姪御さんは主治医に対してなぜ示さなかったのかと私は思います。おそらく、息絶えるまでなんらかの手段をとるのが常識的な医療だと考えていたのではないでしょうか。しかし、延命拒否と書いて印鑑まで押してあったそうです。本人の意思が明確である場合で、もはや複数の医師の診断によって回復は絶対といっていいほど不可能であるというような診断が下された場合、たとえそれが尊厳死という名称で呼ばれようとも、あるいは自らの手で命を縮めるということがあっても、そうした死に方というものが認められてしかるべきではないか。医療も、ただ単なる生との関わりとしてのものではなく、死との関わりにおけるものが当然なければならないと思います。

　私事で大変恐縮ですが、10年前に妻を病気で亡くしました。直腸がんで手術をしました。後でとやかく言いたくないんですが、主治医はその手術の結果を「完《かん》の璧《ぺき》である」と表現していました。私たちも大変喜んでいたんですが、その後しばらくして、類天疱瘡という病に侵されました。これは細菌やばい菌に対する抵抗力がほとんどゼロになるので、街を歩くわけにはいかない。通院するわけにはいかない。ですから入院して、特定の検査数値になるまでは病室に閉じ込められて、ただ薬を飲むだけでした。

それも治ったということで退院をしてきましたが、あるとき意識がほとんどないという状況を呈し、ちょうど日曜でしたが慌てて病院に駆け込みました。病院の医師も大変慌てて、すぐドクターヘリで、ある大きな病院に運ばれました。「大動脈瘤の破裂の兆候がみえている。きわめて危ない」ということで、もうすでに末期状態であることは医師の説明を受けるまでもなく、病人を見ている私でもわかることでした。

そして、集中治療室で3人の医療スタッフがさまざまな治療を行ってくださいました。結局は、内科的には限界が来ている。したがって、この病人の状況をみるかぎり胃瘻が必要である。栄養状況が悪いから管を突っ込んで栄養を補給し、人工呼吸器も使う。そして、大動脈の手術を行うという説明でした。

私が「手術を行えばいったいどうなるんですか」と聞くと、「類天疱瘡だから細菌は暴れ放題なので、絶対に化膿する」と言います。「絶対に化膿するということがわかっていて、なぜ手術をするんですか。ただ単に病人が苦しむだけじゃないですか」と質問すると、「これしか方法がないからだよ」という説明なんです。

そこで、いろいろこの医師とやりとりがありました。私の発言もかなり激烈だったので、看護師が全部筆記しておりました。おそらく後で問題があった場合、私の主張を証明するためであったと思います。

妻は若い頃からずっとお茶の世界に生きてきた人間です。茶道を自分でも勉強し、人様にも教えることをしてきて、藤田光寛学長先生とも深い関わりをもち合っておりました。そのため、お茶を自分自身の生きる道として歩んできた人間に、最期の瞬間をその姿で迎えさせてやりたいというのが私の見解でありました。

すると医者は、「だったらもう集中治療室にいる必要はないから出て行け」と言いました。私は「出て行くよ」と言いました。相手は、「あんたがそうだったら、もう退院してもいいよ」とまで言ったんですが、まあそういうことまでにはならずに結局は、集中治療室の別室に移されました。最期は孫に両腕を抱えられ名前を呼ばれながら、人工呼吸器も胃瘻も点滴もつけずに生涯を終えました。

それが彼女の人生の最高の山脈であったかどうかということになると、私は自信がありません。人工呼吸器をつけるというから、私がその若い医師に「その管をいつ抜くんだよ、君」と言ったら、沈黙して答えませんでした。抜いたらその医師が殺人罪に問われるわけですから当然です。しかし、私は人工呼吸器を装着した姿よりも、やはりお茶を点てていた、その姿のままで生涯を終えたほうが彼女のためによほどいいのではないか、勝手にそう思いました。

あるいは、これが私に対する悪魔のささやきであったかもしれません。しかし、私はやはり医療というものは、ただ単に生との関わりにおいてだけあるのではなくて、やはり死との関わりにおいてもあると考えます。しかもその場合に、医師だけが関わるのではなくて、やはり宗教者がそこに関わりをもつ。医師と宗教者が互いに手をつなぎながら、死との関わりにおける医療というものの万全を期さなければならない。これがこの21世紀の医療というものが抱える大きな問題点のひとつではないか、と思います。

私自身のささやかな体験を踏まえて、きわめて稚拙な話でございましたけれども、お話しさせていただきました。ご清聴ありがとうございました。

9

「生きなおす力」を探る
——悲しみこそ真の人生のはじまり

柳田 邦男

東日本大震災により、日本社会に十数年前からあった命と心の危機は、さらに厳しく問われることとなった。この時代に、私たちはどのようにすれば生きなおすことができるのか。私は、「言葉の力」という視点から問題の本質に迫ろうと思う。物語や闘病記を読んで胸に刻んだ言葉、死者が問いかける言葉、あるいは自ら書く手記などによって、人は自分の生の意味を見出すことができるのだ。

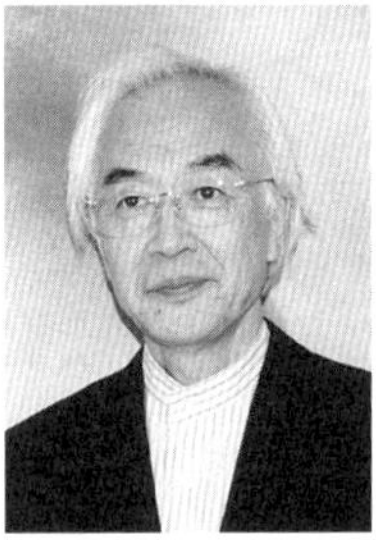

ノンフィクション作家、評論家。21世紀高野山医療フォーラム理事長。１９３６年、栃木県生まれ。東京大学経済学部卒業、ＮＨＫ記者を経て作家。主な受賞に、１９７２年『マッハの恐怖』（フジ出版社）で大宅壮一ノンフィクション賞、１９７９年『ガン回廊の朝』（講談社）で講談社ノンフィクション賞、１９９５年『犠牲―わが息子・脳死の11日―』（文藝春秋）の執筆とノンフィクションジャンル確立への貢献で菊池寛賞。近著に『この国の危機管理失敗の本質』（毎日新聞出版）、『人生の1冊の絵本』（岩波書店）など。

厳しく問われる、命と心の大きな危機

現代人の、特に日本人の生と死の問題について、さまざまな角度から考えることを目的に始まった21世紀高野山医療フォーラムも、もう9回目を迎えました。「生と死が手を結ぶには」ということが大きなキャッチフレーズになっていますが、たとえばがん医療ひとつを取ってみても、実にいろいろな問題を含んでいます。年間100万人以上の日本人が亡くなり、2020年代には百数十万にもなる見通しです。死の形は何もがんだけではなく、病気、事故、災害などさまざまです。そういう時代の傾向の中で、しっかりと死を見つめ、生の在り方を考えていく必要があります。

現代社会では、あまりにも医療的な、あるいは科学的な視点が濃厚になりすぎて、本来の人間の精神性や心の奥にある魂の問題が、医療現場や生と死の現場で軽んじられています。これを見なおすにはどうすればいいかという視点から、21世紀高野山医療フォーラムのプロジェクトを進めてきているわけですが、その最中、昨年（2011年）の東日本大震災が起きました。突然、2万人近い方々が亡くなられ、また新しくいろいろと気づかされることが出てきたのです。

今回のフォーラムでは、まず前半において、これらの視点から大震災被災地の医師・菅野武さんと作家・池澤夏樹さんにお話しいただきました。後半においては、大震災前の十数年間に、日本社会に広がっていた命と心の危機と、それが災害によってさらに厳しい形で問われているという2つの問題について話したいと思います。これらは、底流においてはつながっていると思うのです。つまり、突然起きた災害によって、社会が抱えている問題がむき出しにされてしまった、こじ開けられてしまった、と捉えることができると思います。

短い時間ですが、私はこれから前半を受けて、災害の中で突きつけられた問題をめぐって、取材や交流を通じて感じたことを、日頃から抱えている問題につなげたりして話してみたいと思います。そこでまず、この大震災・原発事故に見舞われた状況の中で、この危機の時代をわれわれはどのようにすれば生きなおすことができるかを考えてみたいと思います。

物語性の中で「生きなおす」

今、あえて「生きる力」と言わないで、「生きなおす」という言葉を使いました。われわれは、生まれてから死ぬまで一直線上をただ生きる、あるいは生物学的に細胞が新陳代謝して生命を維持しているというのではありません。人生には紆余曲折があり、うねる川のようにさまざまな挫折や壁や困難があって、人はそのつど人生観を変えたり、生き方を変えたり、人間関係を変えたりしながら歩んでいくわけです。

ですから一言でいえば、人間は大河小説なり長編小説のような、ひとつの物語性をもって生きていると言えると思うのです。その人生の物語が、たとえば10章か12章のいくつかのパートに分かれて構成されるとなれば、それぞれの章が開かれるたびに、新しい人生が始まると捉えられるのではないかと思います。そこで、「生きる」ことの単調な連続でなく、あえて「生きなおす」という言葉を使うわけです。

特に、1990年代以降の厳しい日本の状況の中で、まさに最初にお話があった「四苦」という話、思いどおりにならない生、これをどのように乗り越えていくかについてお話ししてみたいと思います。

患者を救い、亡くなったナース

2011年3月11日の午後、毎日新聞の取材機が偶然、仙台の南、名取市付近の上空を飛んでいました。その時に撮影された写真を見ますと、津波が太平洋岸を越え、仙台平野に海岸線と並行にある、江戸時代からの貞山堀という運河を越えて、名取市などの住宅地や仙台空港に浸入してくる状況がはっきりと見えます。すさまじい勢いの津波が、松林をなぎ倒して住宅地に入ってきています。

この名取市に、私の以前からの知り合いで、仙台平野の一角で在宅ホスピスケア、つまり最期まで人生を自宅で過ごせるような医療に取り組んでいた、岡部健先生という在宅ケア医がいらっしゃいました。名取市を拠点に、亘理町や岩沼市、仙台市南部辺りで広くケアを展開していらっしゃいました。90年代から取り組みを始め、東北地方における在宅ホスピスケアの草分けでもあった方です。その岡部先生の診療所と連携している訪問看護ステーションのナースたちは、がんの末期の患者さん、あるいは難病の患者さんの在宅ケアにとても熱心に取り組んでおられました。

そこでひとつの悲劇が起こりました。ちょうど地震が起こったとき、遊佐郁《ゆさかおる》さんという43歳の看護師が、亘理町の海岸近く、荒浜というきれいな海岸のある住宅地に向かっていました。そこには神経難病の60歳代の女性で、人工呼吸器をつけている患者さんが住んでいたのです。非常に患者思いの看護師でした。軽四輪を運転中に猛烈な揺れを感じ、運転することもできなくなり、外へ飛び出しました。でも、飛び出すともっと怖くて、また車へ戻る。やがて地震がおさまると、患者さんのことが気になり、ステーションには戻らないで、瓦礫が散乱し、亀裂ができた道をがんばって運転して、そのお宅へ駆けつけました。

　患者さんのお宅の中はもう、あらゆる物が倒れていましたが、幸いにして患者さんの人工呼吸器は外れずに無事でした。そこへまた余震が来ます。何とかしなければと思っているうちに津波警報が出る。ご主人がお留守だったのです。必死になって恐怖で震える患者さんを抱き締めていると、やっとご主人が帰ってこられた。大津波警報になって、さあ大変だということでご主人が患者さんを背負い、遊佐さんが人工呼吸器を手に持ち、狭い階段を上がり、2階に上げることができました。

　ご主人が患者さんを押入れの上段に寝かせ、遊佐さんが呼吸器を整えました。遊佐さんはさらにそのほかの物を持ってこようと階段から下りかけたときに、大津波が家に激突するような形で襲ってきました。1階が一瞬のうちにぶち抜かれ、遊佐さんは怒涛の中で、必死になって鴨居にすがっていましたが、その手が見えなくなってしまった。老夫婦は、ちょうど2階だけが舟のように流されて近くの家にぶつかって止まり、翌日救出されたのです。しかし、遊佐さんは行方不明になり、1週間ほどして遺体安置所で発見されました。

他者のために自分の命を投げ出すということ

こういうことが起こり、岡部先生をはじめ仲間たちは、みな大変なショックを受けました。岡部先生は前年の暮れにがんの治療を受けられて、いわき市で療養中でしたが、懸命になって車を運転し、名取市へ戻って被災者の診療にあたっていたのです。患者思いだった遊佐さんのことをみんなで忍びます。しかし、目の前で起こっている状況といえば、名取市や亘理町だけでも、何百人という人々が津波に呑みこまれ犠牲になった。医療者たちの関わりは大変なものでした。もちろん、警察、自衛隊、あるいは消防団、さまざまな方々が、そうした遺体の収容に当たりました。

私が岡部先生に案内されて亘理町の現場を訪れた時には、市街地が消滅して、辺り一面荒野のようになっていました。患者さんの家があったというところには、土台の石枠が残っているだけでした。先生はこんなことをおっしゃっていました。

「人間ぎりぎりになると、他者のために自分の命を投げ出してしまうのですね。逃げないんですよ、震災の中で。悪い話もいっぱいありましたけれど、こういう人もいるのです。とてもつらいことですが、人間の崇高な姿を見た思いがするのです。村々にある野仏を見るたびに思うのです。この地にもう何千年もつながって生きてきた人々、藤原三代の時代からでも1000年ですが、それらの人々の中に、他者のためにお地蔵さんになった人がきっといっぱいいたんだ、と」。

この岡部先生の言葉には、私も非常に胸にずしりとくるものを感じました。その後、岡部先生たちはさまざまな活動を始めました。遊佐さんの魂を引き継がなければいけないと考えたのです。近くの山の中に、みんながいつも憩いを取る山小屋がありました。岡部村と名づけた掘っ立て小屋のようなところで、そこに遊佐さんの志を生かそうと、小さなお地蔵さんをつくって安置しました。

あの世とこの世を誰がつなぐのか

岡部先生は、昨年（2011年）のこの高野山医療フォーラムでお話をしてくださいました。そのときも遊佐さんの話をしてくださったのですが、本当に、「みなさん、手を合わせてください」とおっしゃっていました。私は心の中でこの言葉を思うたびに、手を合わせています。しかし、岡部先生は、ただ悼み悲しむだけでなく、これからどうするかということで、それまでうすうす感じておられた、「在宅で看取りをするときに、あの世とこの世をどうつなぐかについて、医療者が話をすることができない」「現代の医療者は、看取るときに一番肝心なところでその仕事ができない」ということを、痛切に感じられたそうです。90年代から在宅看取りをされて、もうすでに2000人くらいを看取られていましたが、その問題を、震災を機に非常に強く感じたとおっしゃるのです。

当時、たくさんのご遺体が浜に残され、あるいは、住宅地に残された。そして、収容されて移された安置所にドクターとして検視のために駆けつけると、当然、そこにはご遺族がいらっしゃいます。平時だと、在宅医は何度も患者さんのご自宅を訪問し、患者さんがだんだんと衰えていく過程の中で看取ります。そこには、会話や親しみがあり、ご遺族との心のつながりや、心の奥に届くケアをしているという感触がある。

しかし、震災では突然、ご遺体とご遺族に関わることになります。それまでの関わりがまったくないご遺族に医療者が向き合ったとき、岡部先生は、この場にいなければいけないのは宗教者ではないか、あるいは医療者自身が心の中に宗教心に対する深い何かをもっていて、それをご遺族の心に届けられることが重要ではないか、と痛感されたそうです。

宗教・宗派を越えた相談室を開設

岡部先生は、多くのスタッフたちと非常にエネルギッシュに被災者救援の活動をされましたが、残念ながらこの秋、２０１２年9月27日、容体が急変して亡くなられました。でも、この1年半の間に、非常に大きな仕事をされました。

生前の遊佐さんは今後、より本格的に在宅死に関わるために、准看護師から正看護師になりたいと、40歳を過ぎて一生懸命勉強して資格を取ろうと講習を受けていたのです。そこで、岡部先生は、遊佐さんが亡くなったあと、正看護師の資格を取るための単位取得ができたという証書が交付されるように役所に働きかけました。その結果、資格認定の証書が発行されました。

また、とても大きな仕事として、「心の相談室」を診療所の一角につくり、そこに地元の宗教者に積極的に関わってもらうことを始められました。

心の相談室は、単に来る人のカウンセリングをするというだけではなくて、積極的にセミナー活動や講演活動をしたり、あるいはＦＭコミュニティラジオの番組に出たりしました。さらに、仙台の東にある東松島市で、被災者やお坊さんたちがつくった相談室と連携して、さまざまな活動をされました。

東松山市の相談室は、「カフェ・デ・モンク」といいます。これは、文句があったらコーヒーを飲みなさいという意味ではありません（笑）。お坊さんたちがいて、お話し相手になりますということで、さまざまな方々がスタッフとして関係しています。そしてまた、お坊さんたちは、宗派を越えて地元のあらゆるお寺の方々が協力し、亡き方々の鎮魂のための行脚を続けていらっしゃいます。牧師さんたちも同じように活動し、ときには僧侶たちと一緒に行動をするという、宗教・宗派を越えた活動が生まれてきました。これは新しい形だと思います。

「闇に下りていく」道しるべの必要性

岡部先生の業績を振り返ると、ひとつは在宅ホスピスを新しい形で実践し、根づかせたということ。それからもうひとつは、それらの行動を通してすばらしい言葉をたくさん残されたということです。ちなみに、このフォーラムは『「生と死」の21世紀宣言』という通しのタイトルをつけて、毎回、講演とシンポジウムの記録を単行本にまとめています。昨年と一昨年の記録をまとめた第5巻も発刊されていて、そこに岡部先生が話してくださった内容が収録されています。

人の言葉というのは、聞いた時に感銘を受けるだけでなく、その深い意味は時間の経過とともに理解され、胸に迫ってくるなと思います。昨年、現地からの報告として、とてもすばらしい講演をしてくださったと感じましたが、亡くなられたあと、1年半のご活動を振り返ると、岡部先生の言葉は実に内容の深いものだと改めて感じます。

ほんの一部ですが、その言葉を読ませていただきます。

「ずっと〝チームで緩和ケアを支えている〟と言っていながら、実は見えていなかったものがかなりあることが災害後の実感として分かりました。ひとつは、人が亡くなっていくときにある、〝闇に下りていく〟という感覚です。自分自身の胃がんが進行し、自らに迫り来る死を感じたときに、この〝闇に下りていく〟という感覚を持ちました。これは、自分が健康なときは、医療者として多くの死を看取りながらも感じることのなかった感覚でした。そして、いつもそういう患者さんと、いかに生きるかとか、いかに延命するかとか、そちらだけに偏った会話をしていました。ところが、自分が病気になってみると、闇の方に下りていく道しるべや会話の必要性を痛切に感じました」

さらに、こう語っておられました。

「死は、常に不合理で非条理なものです。不合理で非条理なものをきちんとマネジメントケアできるようなシステムといったら、やはり宗教なのではないか。宗教側の知恵の蓄積をきちんと受け止めなければできないと、自分自身の罹患体験の中で感じたのです」

これらの言葉を今、岡部先生の最期の生き方に照らし合わせると、その深みを本当にひしひしと感じます。

求められる、「臨床宗教家」

そして、岡部先生はもうひとつ気づいたこととして、こう語っておられます。

「亡くなっていく方を看取るときにもうひとつ大きかったのは、私は医者であって宗教者ではないから、あの世を語れない、ということです。患者さんの中には、かなりの数であの世を信じている方がいらっしゃるわけです。そうすると、根本的な疑問が出てきます。〝あの世を語れない医療従事者に、あの世を信じている人の看取りはできるのだろうか〟という疑問です。そこで、医療や宗教のお互いの縄張り的な枠を取り払って、1組のチームをつくるような態勢を整える必要があるのではないか、と考えました」。

岡部先生がつくられた言葉に、「臨床宗教家」というものがあります。臨床宗教家、つまり看取りの現場で、旅立つ人に対してあの世についてきちんと話ができる宗教家です。医療でいえば臨床医学、そして宗教でいえば臨床宗教と、そういう現場の仕事ができる人、役割を果たす人を、これからの日本社会は必要とするであろうと考えたわけです。

そこで、岡部先生は、そういう臨床宗教家を養成しようと、自分の出身である東北大学や地域の宗教界・医療界に働きかけました。大学の宗教学者の中にも、かねてそういう考えを持っている先生がおられたことから、岡部先生の提言は関係者によって具体的な企画となり、東北大学に実践宗教学という寄付講座が設けられました。今年（2012年）の4月に開講されました。主任教授には、宗教民族学の鈴木岩弓《いわゆみ》先生が就任されました。財政的にまだまだやりくりが苦しいようですが、関係者は何とか続けて、日本の社会の中で一般化するまでひとつのモデルとしたいと考えています。そのためには、講座を維持する資金が必要で、今、関係者が懸命に募金活動をしています。

スピリチュアリティは宗教者の専門領域

岡部先生が語った言葉はたくさんあり、私自身もそこから大いなる学びを得ているわけですが、ここでいくつかご紹介しておきたいと思います。ひとつめです。

「戦後の日本では、宗教や死生観について語り、暗闇に下りていく道しるべを示すことのできる専門家が、死の現場からいなくなってしまいました。やはり、スピリチュアリティの領域は、1000年、2000年の長い研鑽と実践の歴史を持つ宗教者の専門分野かと思います。人が死に向かい合う現場に医療者とチームを組んで入れる、日本人の宗教性にふさわしい、日本型チャプレンのような宗教者が必要であろうと考えます」

ふたつめです。

「今、被災地では、霊的ケアができる人は宗教者のみです。特に地域をよく知った宗教者やお寺さんに〝幽霊が出た〟と言っても、別段不思議がったりせず、〝まだその辺にいるのは、おまえたちのことが心配なのではないのか。お経をあげるから心配するな〟と言い切れるような宗教者、そういう人にしか霊的ケアはできないのではないでしょうか」

みっつめとして、ご自身の死が迫り来る中でこんなことを語っておられました。

「人間、病気になって弱ってくると意識が変わります。まず、欲求がなくなって、どんどん悪くなるに従って植物化します。体重が強烈に落ちていくときにはだんだん欲求がなくなっていって、苦痛はなく、生きていたいという欲求もなく、いわゆる涅槃に行ってしまう。恐怖も不安もありません。震災のときに感じた、自分がその一部であると感じる大きな生命体と、一緒になってきてしまう感覚に近いように思います」

このように、ご自身の実感を率直に語られました。岡部先生のたくさんの言葉をノンフィクション作家の奥野修司さんが、『看取り先生の遺言―がんで安らかな最期を迎えるために』（文藝春秋）という本にまとめました。ぜひ、ご覧になっていただきたいと思います。岡部先生という1人の方とのおつき合いの中で、私も貴重な学びを得ることができました。

ささやかな人生の営みを破壊した原発事故

もうひとり、原発事故による広域災害の犠牲になっている女性の話をさせていただきたいと思います。きっかけは、親しくしているドキュメンタリー映画監督を通じてその女性のお手紙をいただいたことで、被災1年間の心の闘いを書かれた本もいただきました。40歳代の小林麻里さんとおっしゃいます。福島県飯舘村の森の中にご主人と住んでいらっしゃいましたが、とても大変な人生を送られた方でした。20歳代の若き日、心を患いました。精神科への入院もしました。

そして、失われた青春のあと、30歳を過ぎてようやく社会復帰できるようになってきた。名古屋で暮らしていました。その中で理解し合える男性と出会い、結婚しました。39歳のときだったということです。結婚後、ふたりは都会の表面的な生活でなく、大地に足をつけた農的生活をしようと、福島県飯舘村に空いていた農家と農地を購入して移住しました。

ところが、結婚して間もなくご主人ががんになり、3年で旅立ってしまいました。

小林さんは何度も夫の後追いをしようと考えましたが、一緒に移住した仲間や村の人に支えられて、農作やチャボの飼育をして暮らしを続けました。夫の魂の宿る森と家から離れないと決心したのです。

ところが、やっと生活が落ち着いたと思った矢先に、今度は原発事故が起こったのです。まき散らされた放射能が、原発周辺だけでなく北西方向に40～50キロも離れた飯舘村にも多量に降りました。ちょうど阿武隈山系の切り通しになったような峠越えの風の通り道にあたる飯舘村に多量に放射能が降ったホットスポットができ、飯舘村は2カ月後に政府の指示で全村避難を余儀なくされました。

ご主人が亡くなり、それでも自分だけで何とかこの田んぼや森を守っていこう、生き抜いていこうと思った矢先の災厄でした。家に住むこともできず、田んぼを耕すこともできなくなって、避難所に追いやられた。本当にこんな不条理な人生があっていいのかというような形で、小林さんを追いこんだ原発事故。誰にこういうささやかな人生の営みを破壊する権利があるのかと言いたくなるような状況です。

悲惨な体験を受容し、生きなおす

でも、小林さんが懸命になって書いた『福島、飯舘 それでも世界は美しい―原発避難の悲しみを生きて』（明石書店）には、ご主人との結婚と移住で生きなおすことのできた飯舘村でのささやかな人生、しかしそれが原発事故で破壊され、独りぼっちになってしまったこと、そして避難生活を続けながら何としても生きていこうと心に決めた経緯が綴られています。

この本で私が驚いたのが、小林さんが必死になって獲得した前向きな人生観でした。人間というのは、こんなにも生きなおす力を持っているのかと、圧倒されるような思いで読ませていただきました。

小林さんからいただいたお便りが、簡潔ながら本当にこの本の全体像を語っていると思いますので、読ませていただきます。実はなぜ私にお便りをくださったかというと、もう20年近く前になりますが、私は25歳になった息子が自ら命を絶ってしまった、その記録を『犠牲（サクリファイス）―わが息子・脳死の11日』（文藝春秋）という本に書きました。その本をとても深く共感して読んでくださっていたのです。そんなことから書き出しておられました。

〈私はご次男の洋二郎さんとほぼ同世代なのですが、ちょうど、洋二郎さんが心の病で苦しんでいらしたころに私も心の病で苦しんでおり、自殺願望が強く、精神病院にも3カ月半ですが入院しました。23歳のときです。世間はバブルの狂乱の最中にありましたが、私は心の闇に沈んでおりました。もしかしたら、あの時代から、明るく華やかな世界の裏側で得も言われぬ不安に苛まれ、生きる希望を見いだせずに心の闇に沈みこんでいく若者が増えていき、今に至っているのではないかと思います。オウムの闇とも重なります。

たまたま私は「社会復帰」を果たし生き長らえてきましたが、30代までは「いつまた心が壊れてしまうかもしれない」という恐怖が強く、生き辛さに悩み続け、仕事や結婚や子育てや、普通の人が当たり前にできていることができない自分を責め続け、人並みになることを目指して生きてきました。

39歳のときに念願の結婚をすることができ、飯舘村に移住したのですが、3年後に主人は旅立って逝きました。どうしてよりによって私から主人を奪うのだろうかと、天を恨みました。一時は彼のところに逝くことだけを願ってどん底に堕ちましたが、村の自然と友人たちに助けられて、最悪の状態からは立ち直ることができました。

そして、今回、彼の魂が宿る場所が放射能で汚染され、出ていかざるを得なくなった時、最初は運命を呪い絶望したのですが、あるとき、「あーあ、私の魂はこういう経験がしたかったんだ」と気が付きました。

精神科病院を出た後、私はずっと人並みの幸せ、人並みの人生を目指して生きてきたのですが、病院の中にいたら苦しみや悲しみも経験できない。私は苦しみや悲しみを経験するために外の世界へ戻ってきたのだと。20代の終わりに出会った「べてるの家」の思想をようやく体感することができるようになりました。そういう考えに至ったら、今回の出来事も、私にとっては人災ではなく、天から与えられた試練であると思えるようになりました。そのような想いに基づいて、主人の看取りのこと（最後は在宅で看取りました）、この原発事故のことを書きました。自分自身のグリーフワークと他のいのちからの視点がテーマです。お忙しいことと存じますが、ご一読いただければ幸いです。〉

こうお書きになっています。日付は原発事故から1年3カ月経った平成24年6月13日となっていました。

このお手紙の中で、私が特に強い衝撃を受けたのは、「ああ、私の魂はこういう経験がしたかったのだ」という言葉です。何ということでしょう。こんな気づき、こんな自己の内面の見つめ方を、私は今まで聞いたことがありませんでした。聖書のヨブ記にあるような「これでもか、これでもかと身に降り掛かってくる災厄」。その災厄を魂が求めていたのだ、経験したかったのだという。こんなふうにして降りかかる苦難を受容し、生きなおしていくという精神性の高さ。こういう人が世の中に1人でもいるということは、かけがえのない貴重なことだと思うのです。万人がそれを真似することはとてもできないかもしれないが、ここに1人そういう人がいる、それはすごいメッセージだなと、感じたのです。

がんによる死であれ、あらゆる病による死であれ、あるいは災害死・事故死であれ、大事な人を失った悲しみというものは、生涯消えるものではないと思います。よく、時間は最良の薬、時間が経てば忘れるとか薄れるとか言いますけれど、そんなことはありません。しかし、それでも生きなおすことはできる。そのことを小林さんは教えてくれているのです。たとえ同じようなことができなくても、何らかの意味でそれに近づくことは、可能なのではないかなと思います。

苦悩することにこそ意味が

小林さんの精神性をここまで高めたのは、何だったのか。それこそが、著書『福島、飯舘　それでも世界は美しい』に書かれてある最も重要なポイントです。小林さんは心の問題や人生に関する本をよく読んでいました。特にハンセン病患者を支えた精神科医・神谷美恵子さんの『生きがいについて』（みすず書房）や、ナチスドイツの強制収容所を奇跡的に生きのびた精神医学者、ヴィクトル・E・フランクルの『夜と霧』（みすず書房）や『それでも人生にイエスと言う』（春秋社）などから強く影響を受け、神谷さんやフランクルの思想を、自分の思考の中にしっかりと取りこみ、直面する苦難を乗り越えて生きる力にしたのです。

小林さんの著書は、原発事故が起きてからの日記を主軸にして書いたものですが、原発事故に直面した時の日記の冒頭に、こう書いています。

〈苦しみを苦しみのままで終わらせないために
悲しみに押しつぶされないために

絶望で心が壊れてしまわないために
私は書く
すべてをしっかりと受け止めて言葉に変えることで
私はその後の世界を生きていく〉

このような形で書くとは、自分を見つめるということだ。では、自分をどのように見つめていくのか。そこにフランクルの思想が大きな役割を果たす。小林さんは、こう書く。

〈フランクルはどんな過酷な運命の元に置かれても、人は生きる意味を実現することができると言い、「私たちが『生きる意味があるのか』と問うのは、はじめから誤っているのです。私たちは、生きる意味を問うてはならないのです。人生こそが問いを出し私たちに問いを提起しているからです。私たちは問われている存在なのです」とも著書の中で語っています。

多くを奪われて不幸のどん底に沈んでしまったかのような私の人生が、私に何を問うているのか。強制収容所の地獄の底で、死を待つ以外に何も残されていなかった人たちの中に、光を見つけることができた人たちがいたという事実に圧倒されながらも、それ

ならば私に見つけられないはずはないと強く励まさせるのです。〉

小林さんは、フランクルの『それでも人生にイエスと言う』の中の、次のような決定的な言葉をしっかりと受け止めているのだ。

〈生きることそれ自体に意味があるだけでなく、苦悩することにも意味、しかも絶対の意味があります。〉

この「苦悩することに絶対の意味があります」という思想こそ、小林さんが「あーあ、私の魂はこういう経験がしたかったんだ」という思いに導かれる導火線となったものと言えるだろう。

災害から立ちなおることの難しさの中で

私は、これまでにいろいろと被災者の方々のお話を聞き、さまざまな研究会で支援の専門家の報告を聞き、あるいは個人的なおつき合いのあるカウンセラーやサポーターの方々の話を聞いてきましたが、今回の災害においては、被災者が心を癒やし、生きなおす力を得ることの難しさを痛感しています。負の側面を挙げると、たくさんあります。恐怖体験のトラウマに始まり、特に子どもを亡くした親や、きょうだいを亡くした子どもなど、さまざまな意味で、どうして自分が生き残って、わが子が、あるいはきょうだいが死ななければならなかったのか、そんな風にご自分を責める気持ちが非常に強いのです。

それともうひとつ、「心のふるさとの喪失」という問題が重要です。ふるさとというのは単に盆暮れに帰る場所という意味ではなくて、人間が生きるうえで原風景として心の中にしっかりとあるところ、そしていつでも自分の心の安定の中心軸になるようなところ、あるいは法隆寺の五重の塔の中にぶら下がっている太い棒のような形で、どんな揺れが来ても倒れないように支えるものだと思うのですが、それが今回の災害では根こそぎ奪われてしまった人がきわめて多い。身内を亡くし、家をなくし、町をなくし、大地を失い、帰るところがない。これをあるカウンセラーは、「根こそぎ喪失感」と表現していましたけれど、この「根こそぎ喪失感」の中で立ち直るのは本当に難しいものだと感じます。

でも、正の側面もあるのです（表1）。さまざまな絆や支援活動が生まれました。昨年のこのフォーラムで報告してくださった、高野山足湯隊もあります（『「生と死」の21世紀宣言Part 5』）。足湯ボランティアというのは、たかが足湯、されど足湯で、もう「心のカウンセラーはお断り」という張り紙を出すくらい引きこもってしまった人でも、足をぬくめ

表１　災害とグリーフ・ワーク

〔負の側面〕
①恐怖体験—命の危機、死の目撃
②不条理さゆえの受容困難
③罪責感、自責の念
④家、街、大地の喪失—「心の故郷」の喪失
⑤職業（仕事の喪失）
⑥家族関係の変化
⑦復興のおくれ

〔正の側面〕生きなおす力を引き出すもの
①生まれ、育ち、家族の愛
②支える言葉との出会い
③表現する—書く、読む、描く、身体行動
④傾聴者に語る
⑤専門家のサポート
⑥さまざまな支援活動によるサポート
⑦仕事に就く
⑧地域活動、社会活動をする
⑨人間の精神性、宗教心
⑩新しい生き方、価値観

てもんでもらい、肩をもんでもらい、そんな中でいつしか心がほぐれてくるというものでした。言葉を介さない癒しの力のあることが、この足湯ボランティアの不思議なパワーだと思います。この足湯のように、グリーフワークを前向きに進めることのできるさまざまな関わり方が、ないわけではありません。それぞれがとても大事なことだと思います。これらを通して、生きなおす力を引き出すものとは何だろうかと、これまでがん医療や難病医療の中で感じたことに重ね合わせて考えると、いろいろな形があると思います。

重視されつつある、ナラティブな世界

私は言葉を使う作家である関係で、特に苦しい状況下での「支える言葉」の重要性を感じます。また、自分自身が内面のカオス状態を何とか人に伝えたいとか、自分自身を見つめなおしたいという思いからの、書く、読む、描く、身体行動、さまざまな意味での表現活動。これらは非常に大切で、さらには傾聴者に思いのたけを語る、あるいは人生一代記を語り尽くすことも、大事な意味をもつと感じています。

負の側面にせよ、正の側面にせよ、さまざまな要素の1つひとつが大きなテーマなので、すべてについてはお話しできませんが、先ほど申し上げたように、これらは平時に病気やさまざまな死別についてずっと考えてきたところと、重なるところが非常に多いのです。もちろん、恐怖感など災害ならではの要素はあります。

今の時代がなぜ生きにくく、生きなおすのが難しいのか。時代性をもった条件としては、急速に進んだ高齢化・核家族化、人々が孤立・孤独化しやすい、家族関係が非常に乾いたものになってきている、経済的困難など、さまざまなものがあります。そういうもののひとつとして、自死3万人以上という状況があるのだろうと思います。

さまざまなメディアの記事を見ていると、医療、介護などの分野には、最近、時代の課題に真正面から向き合わなければいけないと感じさせられるキーワードがたくさん出てきます。孤立死、孤独死などという言葉が新聞などでも躍るように出てくる。「寄り添う支援」とか、「物語としての人生の看取り」「回復の物語」とか、これらは科学に裏づけされた医療の分野ではなかったナラティブな世界です。そして、このナラティブな世界というのが今、急速に重視されつつあるということは、とても大事なことだと思います。専門家たちの活動も増えてきています。宗教の役割も入ってくるわけです。

今、時代の転機に来ているのだろうと思います。それだけに、生きなおす問題をこの時代状況の中で考え、そしてまた災害から学んだことをより一般化することも必要ではないかと感じるのです。その意味で、先ほど挙げた「生きなおす力を引き出す要素」というのは、ほとんどそのまま当てはまるだろうと感じます。

言葉の力で人生の意味を取り戻す

先ほどの話に戻りますが、私は作家として、言葉の力に大変関心があります。もちろん、言葉が及ばない、足湯のようなすばらしいコミュニケーション手段もありますが、あえて言葉に絞ってみます。日常的にこの分野に関わってきて、さまざまなエピソードに出会い、言葉の大切さを感じてきました。名言・名句、何らかの決まり言葉などで自分の人生を支えている人も多いし、あるいは死に直面して、言葉によって自分の人生の美学をまっとうする方も少なくありません。また、残された人のグリーフワークをみても、旅立った人が遺した言葉に支えられることがたくさんあります。

人生は物語だというのは、1人ひとりの人生は一編の大河小説のような内容を持っているという意味です。それを語り尽くすこと、口に出して誰かに聞いてもらうことで、自分にとっては何の意味もないと思っていた人生が、いや、そうではない、と痛感することもあるのです。

たとえば、もう10年ほど前ですが、歌手の今井美樹さんが30代になって精神的に大きな壁にぶつかり、大変な状況になったことがあったと告白していました。若者向けの『ダ・ヴィンチ』という読書雑誌で、彼女が手に文庫本1冊を持って立っている姿に、私ははっとなりました。手に持っているのは、私が亡くなった息子について書いた『犠牲』という本でした。

どうして彼女がこんな本を手に持っているのかと、思わず買って読みました。私は、自ら命を絶った息子のことをこんな形で書いて、世の中で崖っぷちに立っているような若者が同じような道を選ぶのではないかという気もありましたが、実はまったくそうではなくて、むしろ力をもらったという反響が多いので大変驚きました。当時ご健在だった臨床心理学者の河合隼雄先生も、この本を「きっと苦悩する若者を力づけると思います」とおっしゃってくださったことがありますが、今井美樹さんの場合もそうだったのです。

彼女の言葉を読ませていただきます。

〈――カラダが変になっちゃったの。まるで湯気が立っているみたいに頭がいつも茹だっていて、今にも血管が切れそうな感じ。のどにはこぶし大のボールが詰まって、息ができない感じ。何度も病院で診てもらったんだけど、結局、何も解決できなくて、もう苦しくて、苦しくて、やみくもに器物を破損したくなる。そんな気持ちになるのは初めてだから、精神的にもパニック状態。暗闇にどんどん落ち込んで、〝この苦しみは誰にもわかってもらえない、世界に何十億という人がいるけれど、私はたったのひとりぼっち〟と被害妄想も強くなっていくわけです。つらかった。でも、どうしようもなかった。

そんな時だったから、朝日新聞の広告欄で『犠牲』を知った時には、〝今、この本を読むとヤバイぞ〟と思ったんです。読みたいけど、読むのは絶対にやめておこうと。でも、読んじゃった。そして号泣しました。特に先の一文を読んだ時は、もう、おいおい泣い

ちゃったんです。〉

先の一文とは、私の本の中の「彼が抱いてきた究極の恐怖とは、1人の人間が死ぬと、その人がこの世に生き苦しんだということすら、人々から忘れ去られ、歴史から抹消されてしまうという、絶対的な孤独のことだった」という文だった。

今井さんの言葉を続けると――。

〈もちろん、息子さんと私は、苦しさの情況も深さも違う。でも、〝孤独に対する絶対的な恐怖〟は一緒だった。そして父親である柳田さんは、身を切ってそれを理解しようとした。そういう人がこの世の中に1人は存在すると思えただけで、すごくラクになれたんです。心のフタがパカッと開いた感じ。もう、柳田さんに手紙を書こうと思ったぐらいだったもの。『あなたのおかげで、私は助かりました』って。この一冊は、暗闇の中の北極星だったんです。向かう方向が見えて、歩き出す勇気も持てたと〉

ということで、彼女はその後復帰していくのですが、私自身も、この今井さんの感性の鋭敏さ、そして豊かさに感銘を受けました。まさに、言葉を介して生きなおすということがあったのだな、と感じたのです。

もう1人、難病の西尾健也さんとおっしゃる方について話したいと思います。西尾さんは石川県の小松市の方でした。もともと東京でビジネスマンとして働いていましたが、50歳近くになってＡＬＳ（筋萎縮性側索硬化症）という進行性の神経難病にかかり、生きる自信を失っていました。しかし、ＡＬＳ患者の会に行ったときに、事務局長で同じＡＬＳ患者の松岡幸雄さんという方が、うつ病のような顔をした西尾さんに、「あなたは人生を投げ出しているように見えるけれど、春の桜、夏の海、秋の紅葉、冬の雪景色、生きていれば、四季折々の風景と同じようにさまざまな人とすばらしい出会いがあるのです。生きましょう」と言われました。「人は生きることによって出会いがあるのです」と聞き、カパッとふたが開いたように西尾さんの心の中に光が射したのです。それからの西尾さんは、故郷の小松市に転居し、亡くなるまで、友人やボランティアの人たちに支えられて、温泉旅行をしたり音楽会に出かけたりと、本当にすばらしい人生を過ごされたのです。

死に直面したときに生まれる、最も大事な言葉

本日は、「生きなおす」というキーワードから、いくつものエピソードをご紹介しました。闘病記を書いたり俳句を詠んだり、歌を詠んだりというかたちで自分を表現するということがいかに大事か。それは一言で言えば、自分が生きている証しを客観化して、自分自身

で見つめなおすことであるわけです。見つめなおすことによって、自分が生きている意味を再発見し、死の瞬間まで光の中で生きることができるということを、さまざまな例から実感します。

最後に、私と同じ世代の折笠美秋さんという新聞記者で俳人でもあった方の遺稿をご紹介します。亡くなられてからすでに20年以上経ちましたが、その言葉は、私の心の中で今も生き生きと甦ってきます。ALSで言葉を発することもできなくなって、わずかに五十音の1字ずつを目配せで示し、それを奥さまが拾って書いた遺稿です。『死出の衣は』（富士見書房）というタイトルで没後に本になりましたが、その中に、

「光の中にある闇を生という。しかし、生涯を地中深くや海底の漆黒の中で生きる生物もある。闇の中でも志高く生きることはできるかもしれない」

と書かれているのです。本当に、死に直面したときに、いのちや生きる意味に関わる大事な言葉が生まれてくるのですね。死というものは決してネガティブな面だけではなくて、本質的にポジティブな言葉を生み出す装置ではないかとさえ、私は思うようになっています。

『最後まで生きるために〈上〉――わたしの死　あなたの死』初出一覧

1 「死なれる」という経験。鷲田清一、Part 5：49-76頁、2012
2 命の不思議。河合隼雄、Part 1：11-26頁、2007
3 妻を看取る日。垣添忠生、Part 5：17-48頁、2012
4 少子化の中の子どもの死を通して、この国のこれからを考える。細谷亮太、Part 7（新訂版）：33-70頁、2021
5 たくさんの人が亡くなった後で――準備のない死をどう受け止めるか。池澤夏樹、Part 6：41-68頁、2014
6 養老孟司の考えるスピリチュアリティ。養老孟司、Part 2：1-28頁、2009
7 共生から共死へ。山折哲雄、Part 1：75-90頁、2007
8 科学技術文明における死生観。高木訷元、Part 8：1-17頁、2021
9 「生きなおす力」を探る――悲しみこそ真の人生のはじまり。柳田邦男、Part 6：69-102頁、2014

最後まで生きるために〈上巻〉
わたしの死 あなたの死

発　　行　2023年2月20日　第1版第1刷©
編　　集　柳田邦男
協　　力　21世紀高野山医療フォーラム
発 行 者　工藤良治
発 行 所　株式会社 青海社
〒113-0031 東京都文京区根津1-4-4 河内ビル
☎ 03-5832-6171　FAX 03-5832-6172
装　　幀　安田真奈己
印 刷 所　三報社印刷 株式会社

ISBN978-4-910548-04-3　C0047